AF466447

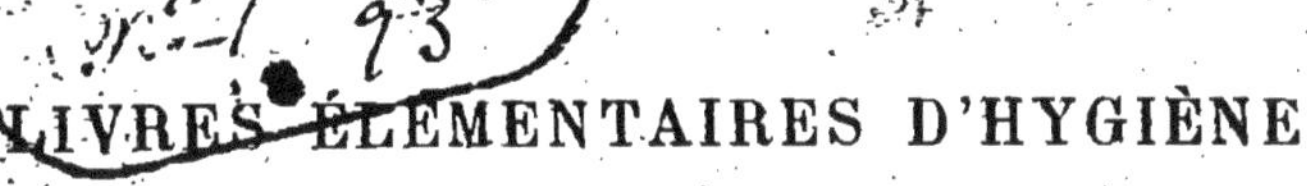

LIVRES ÉLÉMENTAIRES D'HYGIÈNE

(COLLECTION AMÉRICAINE)

LA LONGÉVITÉ

ET LES

MOYENS DE L'ACQUÉRIR

PAR

JOSEPH G. RICHARDSON

Professeur d'hygiène à l'Université de Pensylvanie, associé étranger de la Société d'hygiène française,

Traduit de l'anglais, avec l'autorisation de l'auteur,

PAR

P. BARRUÉ

PARIS

ASSELIN ET Cie

LIBRAIRES DE LA FACULTÉ DE MÉDECINE

PLACE DE L'ÉCOLE-DE-MÉDECINE

1884

LA LONGÉVITÉ

ET LES

MOYENS DE L'ACQUÉRIR

LIBRAIRIE ASSELIN ET Cie, ÉDITEURS

OUVRAGE TRADUIT PAR P. BARRUÉ

DE LA NUTRITION DANS LA SANTÉ ET LA MALADIE, essa de physiologie appliquée, par S.-H. BENNET, *traduit de l'anglais sur la troisième édition*. 1 vol. in-18. Paris, 1882. 3 5

LIVRES ÉLÉMENTAIRES D'HYGIÈNE

(COLLECTION AMÉRICAINE)

LA LONGÉVITÉ

ET LES

MOYENS DE L'ACQUÉRIR

PAR

JOSEPH G. RICHARDSON

Professeur d'hygiène à l'Université de Pensylvanie, associé étranger de la Société d'hygiène française,

Traduit de l'anglais, avec l'autorisation de l'auteur,

PAR

P. BARRUÉ

PARIS

ASSELIN ET Cie

LIBRAIRES DE LA FACULTÉ DE MÉDECINE

PLACE DE L'ÉCOLE-DE-MÉDECINE

1884

LA LONGEVITÉ

ET

LES MOYENS DE L'ACQUÉRIR

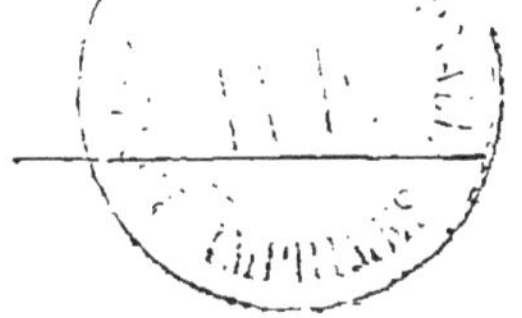

CHAPITRE PREMIER

CONSIDÉRATIONS PRÉLIMINAIRES

L'élixir de longue vie fut de tous temps le rêve des poètes et des philosophes, depuis les sages de la Chaldée jusqu'aux alchimistes et aux rose-croix qui vivaient il y a trois siècles.

Il est cependant bien évident que, si la longévité a pour résultat unique de prolonger une période de souffrance ou de maladie continue, elle n'est, humainement parlant, qu'un fardeau additionnel. Pour qu'elle constitue un réel bienfait, il faut qu'elle soit accompagnée par le bien le plus précieux : la santé du corps et de l'esprit. Qui donc oserait nier que le prince le plus riche, le roi le plus puissant, et même le philosophe le plus sage, s'ils ne possèdent pas la santé, sont plus misérables que le plus modeste artisan?

Il m'est impossible de condenser, dans un aussi

petit volume, toutes les règles à suivre pour conserver la santé et éviter les maladies qui nous menacent dans les différentes conditions de vie et de climat qui se rencontrent sur notre planète. Mon ambition est seulement d'offrir au lecteur les règles générales les plus indispensables pour protéger notre inestimable corps, bien plus précieux pour nous qu'un poids équivalent de l'or le plus fin. Mon but est de donner les moyens de reconnaître et de repousser, autant que faire se peut, les milliers d'ennemis externes et internes, toujours à l'affût pour s'élancer sur nous au moment où nous ne veillons pas, et qui, suivant qu'ils sont forts ou faibles, nombreux ou isolés, nous terrassent d'un seul coup, ou minent et détruisent lentement et traîtreusement les sources de notre vitalité.

D'après les lois inexorables de notre mère la nature, l'existence et, à bien plus forte raison, la santé et la vigueur, sont le prix d'une lutte constante, la récompense d'une vigilance incessante, le résultat d'un combat, sans merci ni trêve, contre les pouvoirs ennemis et les forces qui tendent incessamment à faire disparaître notre race de la surface du globe. Si, pendant de courts intervalles, l'hostilité de ces influences adverses semble sommeiller, ce n'est là qu'une paix trompeuse. Nous pouvons être assurés que l'ennemi est constamment au travail, sapant les fondations de la citadelle de notre vie, prenant avantage de toute négligence, de toute infraction aux règles sanitaires, pour jeter en nous les germes des punitions les plus cruelles pour nous et nos descendants. Ces germes, abandonnés à eux-mêmes, se développent sûrement un jour ou l'autre.

Si l'on consulte les registres des décès d'une grande ville, ceux de Philadelphie, par exemple, pour l'année 1877, on constate que les morts occasionnées par la vieillesse — 619 sur 16,004, ou à peu près 4 p. 100 — ne forment qu'une bien petite partie dans la somme totale des décès. Le surplus 15,385, ou 96 p. 100 provient de maladies héréditaires, telles que la phtisie ou le cancer, jointes à celles qu'on peut appeler accidentelles, telles que la fièvre typhoïde, la diphtérie, le choléra infantum, la variole, qui enlèvent 75 p. 100 des décès ou environ 12,500 personnes chaque année.

Je ne *doute pas* — et les succès graduellement croissants des précautions sanitaires m'autorisent à tenir ce langage, — que toutes ces morts *accidentelles* et une large proportion des morts dues à des maladies héréditaires peuvent être absolument prévenues par un régime rigoureusement hygiénique. En d'autres termes, je suis convaincu qu'en suivant scrupuleusement les règles de l'hygiène la plus parfaite, un nombre immense d'habitants des Etats-Unis et des autres régions tempérées pourraient éviter de mourir ainsi dans leur jeunesse décimés par de cruelles maladies, vivre jusqu'à la pleine mesure d'une extrême vieillesse et quitter la vie par l'effet presque insensible d'une extinction graduelle.

Il est vrai que la science sanitaire a encore beaucoup

de progrès à faire dans la recherche des moyens de prévenir les maladies, avant qu'un résultat aussi bienfaisant soit atteint. Mais la liste des maladies dont on peut se préserver est déjà longue, elle augmente de plus en plus, et doit s'étendre encore bien davantage. Ce qui a été fait jusqu'à présent doit nous exciter à redoubler d'efforts pour diminuer de plus en plus le catalogue des existences prématurément tranchées par la négligence, l'ignorance, l'égoïsme, l'avarice, les vices, et qui constituent annuellement un sacrifice énorme qu'on pourrait éviter.

Les maladies dont on peut prévenir les atteintes causent annuellement aux Etats-Unis, d'après la statistique, la perte de 300,000 vies utiles et occasionnent probablement vingt fois plus, soit 6,000,000, d'attaques douloureuses et coûteuses. Elles peuvent, sauf dans le cas d'épidémies passagères, être prévenues par le simple exercice des facultés humaines, la prévoyance et la précaution, manifestées par l'adoption et l'observation complète des règles sanitaires.

Mon unique but, ma grande préoccupation est d'énoncer, clairement et simplement, les règles d'hygiène les mieux confirmées, applicables aux circonstances diverses de la vie journalière, d'indiquer, dans l'état actuel de la science, la meilleure manière de les mettre en pratique, afin, d'une part, d'augmenter la somme de bien-être, et, d'autre part, de diminuer la somme de souffrances de l'humanité.

La science de l'hygiène nous apprend à prendre

soin de l'enveloppe dans laquelle nous vivons, de même que la médecine nous enseigne — bien souvent d'une manière incomplète — à la réparer lorsqu'elle se trouve endommagée par suite, soit de notre négligence, soit de notre ignorance.

Considéreriez-vous comme sage le propriétaire d'une maison de prix qui laisserait portes et fenêtres ouvertes pendant une tempête, de façon à permettre à la neige et à la pluie d'y entrer et d'en pourrir les planchers? ou bien celui qui, pour économiser du combustible, laisserait la gelée y pénétrer, crever ses réservoirs d'eau et inonder tout le bâtiment? ou bien encore celui qui, ayant vu une partie du toit de sa maison enlevé par un orage, ne le ferait pas réparer et laisserait son immeuble exposé aux rayons brûlants du soleil et à la rosée des nuits? Ne diriez-vous pas que c'est un fou, dont la folie est enracinée à ce point que, si on le pilait dans un mortier, on ne pourrait, en analysant son être, y trouver un grain de bon sens! Et cependant ce fou aurait encore la chance de pouvoir acheter ou louer une maison en parfait état, lorsque la sienne deviendrait incommode et inhabitable. Il serait dix fois plus sage que celui qui laisse son propre corps se détériorer, — ce corps qu'il est forcé d'habiter, qu'il soit sain ou malade, — alors qu'un peu de soins et une prévoyance incessante auraient pu prévenir ce désastre. Nous, médecins, qui, par profession, vivons parmi les malades et ceux qui souffrent, nous sommes journellement et continuellement frappés de l'indicible valeur de la santé. L'importance de ce trésor inestimable n'est malheureusement trop souvent reconnue par ceux qui suivent d'autres professions que trop tard et alors que, victimes infortunées de leur ignorance ou d'un mépris volontaire des plus simples lois de notre nature, ils ont perdu pour toujours ce bien le plus précieux de tous.

Un critique ancien et mordant des folies humaines, le poète satirique Juvénal, dans sa neuvième satire, après avoir décrit longuement les maux qui empoisonnent la plupart des plaisirs qu'ambitionnent et poursuivent les hommes, déclare que le seul bienfait que nous puissions demander au ciel, d'un cœur confiant et la tête haute, est le :

Mens sana in corpore sano,

une intelligence saine dans un corps sain. L'objet de ce petit livre est précisément de vous enseigner, lecteur, les moyens de posséder ce trésor et de le conserver jusqu'à la vieillesse.

Mais cet inestimable don, comme tout ce qui est vraiment précieux en ce monde, ne peut être acquis et conservé sans une certaine somme de sacrifices. Ceci nous conduit à une seconde définition demi plaisante de l'hygiène que j'ai souvent donnée : à savoir que c'est une science qui apprend à préférer dix grammes de précaution préventive à un kilogramme de remèdes.

Suivant Epicure, le philosophe diffère de l'homme qui n'est pas sage en ceci : — Tous deux recherchent le plaisir, seulement le premier a appris à se refuser certains agréments qui doivent avoir pour conséquence une peine ou une souffrance, tandis que le fou recherche toutes les jouissances immédiates, sans se préoccuper de savoir si le plaisir du moment n'est pas trop chèrement acheté par les souffrances futures qui en seront la suite.

Je perdrais mon temps à vouloir assurer que ces dix grammes de précautions que je vous invite à prendre est toujours ou même généralement agréable ; et cependant, je ne désespère pas de convaincre mes lecteurs que la plus forte part de « *ces dix grammes de précaution* » est si peu désagréable, et que, de plus, elle les dispense d'une façon si évidente et si immédiate de la dose noire, amère et souvent inutile du « kilogramme de remèdes », qu'en définitive, ils doivent les accepter joyeusement, se basant sur cet axiôme : « De deux maux indispensables, mieux vaut choisir le moindre ».

Il existe d'ailleurs un certain nombre de règles d'hygiène qu'il est, tout bien considéré, plus agréable d'observer que de trangresser, et j'ai l'espérance de les voir suivre, à quelque prix que ce soit, lorsque je les aurai formulées assez clairement et assez brièvement, pour que chaque individu appartenant à la génération fiévreuse du XIXe siècle, puisse apprendre à les connaître, sans être obligé de faire halte dans sa course précipitée.

Les nombreux auteurs qui ont écrit sur la science sanitaire, ont dépensé beaucoup de temps et d'effort pour parvenir à donner une définition exacte et facile à comprendre de la santé. La plus satisfaisante, selon moi, est celle qui est fondée sur la définition de la vie, donnée par le regretté Bichat, lorsqu'il a dit : C'est un organisme en activité. Partant de là, nous disons, la santé est un organisme parfait, en activité parfaite, et la maladie, par contre, est un organisme en désordre, en activité déréglée.

Dans les premiers âges, les médecins et le commun des hommes considéraient chaque maladie comme une entité distincte, qui, par je ne sais quels moyens mystérieux, s'attaquait au principe même de la vie, et, si elle n'était pas chassée par des remèdes plus puissants qu'elle-même, terrassait sa victime dans une lutte sans merci entre elle et les forces vitales de l'individu assailli.

Aujourd'hui, les médecins n'admettent plus un tel antagonisme. On ne considère plus les maladies comme formant des entités séparées, mais seulement comme une perturbation dans le fonctionnement normal de la vie, une destruction de la santé généralement progressive et graduée dans sa marche ascendante et davantage encore dans son déclin. Aussi les expressions : Lutter contre la maladie, livrer un combat au mal, n'ont qu'une signification purement figurée et se rapportent aux causes de la maladie, ou aux symptômes, aux effets qui en sont la conséquence, tels que la diarrhée et l'affaiblissement qui se produisent dans la fièvre typhoïde.

Du moment où l'on admet que la maladie est simplement un trouble dans le fonctionnement de notre organisme, résultat de quelque influence nuisible et externe, l'attention doit se porter, tout d'abord, sur les plus importants des agents extérieurs qui, tour à tour ou simultanément, agissent sur nous de façon à produire une perturbation dans nos fonctions organiques, la destruction de notre santé et qui, par suite, peuvent abréger considérablement notre vie.

La statistique nous montre tout d'abord et avant tout, quelle modification importante, dans le sens de l'accroissement de la longévité s'est produite, dans les deux derniers siècles, grâce à l'observation de quelques lois très simples d'hygiène. Prenons un exemple : en 1685, qui ne fut pas une année insalubre, il mourut à Londres un habitant sur vingt, tandis qu'actuellement il n'en meurt qu'un sur quarante; la réduction de la mortalité a donc été de moitié. La différence, dit Macaulay, entre la mortalité à Londres au XVIIe et au XIXe siècle, est égale à celle qui existe actuellement entre la mortalité pendant une année ordinaire et une année ou le choléra sévit.

M. Edwin Chadwick, le célèbre hygiéniste anglais, déclare, d'après l'expérience des hygiénistes les plus autorisés d'Angleterre — pays ou les lois de l'hygiène sont beaucoup plus étudiées qu'aux Etats-Unis — que dans des contrées neuves, dans des sites éloignés de ceux où les vieilles cités sont construites, on peut, en y amenant l'eau en abondance, afin d'assurer la propreté la plus complète, et en prenant des mesures pour prévenir l'entassement fatal des habitants, réduire le chiffre annuel des décès à dix par mille, ou seulement une personne sur cent, et diminuer dans la même proportion le nombre des maladies; tandis que actuellement la moyenne des décès, à Philadephie, pendant une année salubre, est environ de dix-huit par mille. Le même hygiéniste affirme en outre, qu'en faisant suivre aux enfants de trois à quinze ans un régime prévoyant et bien réglé, on peut les rendre indemmes des maladies épidémiques qui sévissent sur eux, réduire la moyenne de leurs décès au chiffre de trois par mille, et diminuer ainsi des deux tiers la mortalité qui frappe en général le premier âge.

Il a été en outre démontré en Angleterre que, dans les prisons, et dans tous les établissements soumis aux règle de l'hygiène, la moyenne de la mortalité, parmi les enfants en âge d'aller à l'école et au-dessus, ne s'élève en moyenne qu'à trois pour mille, c'est-à-dire au tiers de la moyenne des décès constatés parmi les personnes du même âge qui vivent en liberté. Il a été également constaté que ces mêmes personnes soumises aux règles de l'hygiène, sont à l'abri des épidémies ordinaires, fièvres typhoïdes, maladies éruptives, diarrhées, dyssenteries qui ravageaient le pays autour d'elles et dont la puissance vient se briser contre les murs de leurs refuges.

S'il est possible d'obtenir des résultats aussi satisfaisants pour conserver la santé et prolonger la vie, par la simple observation des lois de l'hygiène imposée, contre leur gré, à des hommes ignorants et vicieux, quels succès bien plus éclatants n'obtiendrait-on pas dans un pays ou les habitants éclairés et libres observeraient volontairement, intelligèmment et sagement ces mêmes lois, que ce petit livre a pour but de faire connaître.

CHAPITRE II

LES CAUSES DES MALADIES ET LES MOYENS DE S'EN PRÉSERVER

Une des premières choses à faire pour échapper aux maladies qui abrègent notre existence et nous infligent un des maux les plus pénibles, la souffrance physique, doit être de nous former une idée des causes qui engendrent les maladies et de la manière dont elles opèrent.

De même qu'un capitaine au long cours, s'il veut conduire sains et saufs son navire et sa cargaison au port, doit étudier soigneusement ses cartes marines, afin de pouvoir éviter les rochers, les écueils, les bancs de sable, les courants dangereux qui peuvent compromettre l'existence de son vaisseau ; ainsi chacun de nous, s'il veut amener son esquif jusqu'au port de la longévité et de la santé, doit, autant qu'il est possible, se rendre compte des dangers imminents, des accidents et des maladies qui nous menacent à droite et à gauche dans le voyage de la vie.

Deux voies nous sont ouvertes pour arriver à connaître nos vigilants et éternels ennemis : la première, c'est de pénétrer dans leurs repaires et d'éprouver leur pouvoir sur notre corps ; la seconde, c'est de regarder attentivement ce qui arrive à nos voisins et, suivant un sage proverbe, de faire des naufrages des autres autant de points de repères pour éviter les écueils.

Il paraît difficile d'imaginer que des gens de bon sens puissent avoir deux opinions sur la bonté relative des diverses méthodes pour gouverner notre vaisseau à travers les tempêtes de la vie. Et cependant l'expérience démontre que la grande majorité des hommes, à tous les âges de l'humanité, a préféré cotoyer des rivages dangereux, s'abandonner à des courants perfides, au péril de sa vie, plutôt que de suivre des routes connues, et d'une sécurité relative. Combien est petit le nombre de ceux qui ne succombent pas à la tentation séduisante d'éprouver par eux-mêmes la gravité du danger, et d'expérimenter s'il n'a pas été exagéré par des cœurs plus lâches que le leur. Combien de fois ne nous laissons-nous pas entraîner à nous lancer dans quelque périlleuse expérience de force physique ou de résistance, par la pensée prétentieuse que nous saurons, à l'inverse des autres hommes, apercevoir le danger assez à temps pour nous arrêter et l'éviter. C'est, en effet, ce que nous devons faire souvent, et nous ne pouvons y réussir que dans la proportion exacte de la connaissance que nous avons de la force, de la puissance, des habitudes des ennemis qui nous menacent et des endroits où nous sommes le plus exposés à les rencontrer.

Voilà pourquoi je me suis proposé de signaler brièvement, dans ce chapitre, les causes des maladies. Ce faisant, j'ai la conviction d'être utile à deux classes d'individus : aux sages, en leur indiquant les méthodes les plus sûres pour reconnaître les sources des influences qui produisent les maladies ; aux téméraires, en leur apprenant à distinguer au loin les écueils qui parsèment la route, et en leur faisant voir combien il est préférable, dans certains cas, de revenir en arrière à temps, alors qu'on n'a encore éprouvé qu'un dommage léger.

Si nous nous reportons par la pensée à la définition de la santé que nous avons donnée dans le chapitre premier : « Un organisme parfait, en activité parfaite » ; et à celle de la maladie ou de l'absence de la santé : « Un organisme en désordre, en activité déréglée », il devient évident que les maladies sont causées par quelqu'une des innombrables influences externes qui ont une action sur notre corps, soit qu'elles troublent la condition naturelle de nos organes, ou qu'elles détruisent l'équilibre des fonctions qu'ils sont appelés à remplir. Ainsi l'excès ou l'insuffisance de l'air que nous respirons, la nature de l'eau que nous buvons, de la nourriture que nous mangeons, leur impureté ou leur décomposition partielle, aussi bien que la surabondance ou le manque de chaleur, de lumière, d'électricité qui influent sur la nutrition de notre corps et en modifient les conditions, doivent être et sont en réalité, de constantes et puissantes causes de maladies.

Deux des causes les plus fécondes de perturbations de l'équilibre de notre organisme et par conséquent de notre santé sont la chaleur et le froid, dont on a dit : « La chaleur, c'est la vie, et le froid, c'est la mort ». Ce proverbe cependant n'est vrai que pour le premier de ces agents et encore dans des limites très restreintes. Chacun sait, en effet, que l'excessive chaleur est aussi fatale à la vie animale que le froid excessif.

Ces deux ennemis de notre santé agissent si violemment et si constamment, qu'ils méritent une étude particulière en tant que causes de maladie; ce sera le sujet du chapitre suivant.

La lumière séparée de la chaleur ne paraît pas exercer une influence pernicieuse sur nos organes, sauf dans certains cas sur celui de la vue. Le manque de lumière, au contraire, exerce une influence marquée sur l'être humain, spécialement sur les enfants qu'il rend chétifs, rabougris, pâles et manquant de sang riche en globules, rouge et généreux. Les Italiens ont sur ce sujet un dicton bien expressif : « Où la lumière ne pénètre pas, la maladie entre ».

Il est probable que jusqu'à présent on n'a pas encore compris et apprécié l'importance de l'abondance de la lumière, surtout au point de vue de la croissance des enfants ; et cependant il est étonnant que l'analogie pénible et si frappante qui existe entre beaucoup d'enfants élevés dans les grandes villes et les bourgeons étiolés et chétifs de pommes de terre poussés dans une cave obscure ait échappée à l'observation générale.

L'influence puissante de la lumière sur les premiers développements des animaux d'un ordre inférieur a été admirablement mise en lumière par une expérience du docteur Hammond. Ce savant, en mettant des têtards dans un vase rempli d'eau et conservé dans l'obscurité, les a empêchés pendant 125 jours de se transformer en grenouilles. Au bout de ce laps de temps, il plaça ces reptiles dans une jarre exposée de tous côtés à la lumière, la transformation commença immédiatement et fut complète au bout de 15 jours.

Un autre exemple quotidien de l'effet pernicieux de la privation de lumière sur la vie, peut être observé dans les champs de blé où se rencontrent des arbres isolés, les épis qui poussent à l'ombre de ces arbres sont, sinon en totalité, au moins en grande partie faibles, petits et dépourvus de grains.

L'influence de l'état électrique de l'atmosphère sur l'organisme humain n'est pas encore définitivement démontré, néanmoins on ne doute pas qu'elle soit en somme considérable. Dans les maladies, en général, et plus spécialement dans les affections névralgiques, les effets nuisibles des perturbations électriques de l'atmosphère pendant les orages sont très marqués, et certains cas de dépression mentale, n'atteignant pas la folie complète, sont indubitablement modifiés en bien ou en mal par les conditions électriques du milieu où les individus sont placés.

Les effets de l'air vicié, de l'eau impure, de la contagion, des influences épidémiques considérés comme causes de maladie feront l'objet de chapitres séparés. Il ne me reste plus qu'à noter ici quelques-unes des influences qui peuvent troubler notre santé, en dehors de celles que je viens de signaler.

La plus générale et la plus puissante de ces influences est la race à laquelle chaque individu appartient. Occupons-nous d'abord des subdivisions de la race caucasienne qui est celle qui intéresse le plus les Etats-Unis. L'expérience a démontré que les émigrants anglais et bretons sont plus sujets à la fièvre scarlatine, à la diphtérie, au croup, à l'apoplexie, à la paralysie et jouissent d'une immunité relative en ce qui touche la phtisie, la fièvre typhoïde et le typhus. Les Irlandais sont souvent atteints par la phtisie, et la mortalité occasionnée par les maladies inflammatoires est très grande parmi eux. Les Allemands sont rarement atteints par la phtisie, la scrofule et le cancer, mais en revanche ils sont très sujets à la variole, à la fièvre typhoïde, au typhus et à toutes les affections fébriles. Les Suédois, les Danois et les Norvégiens ont une tendance très grande à être atteints par la dysenterie, la diarrhée, la fièvre typhoïde et les autres fièvres, et jouissent d'une remarquable immunité en ce qui touche l'apoplexie, la paralysie, le cancer, les maladies inflammatoires et la bronchite.

Une autre cause qui modifie également l'aptitude à contracter certaines maladies, c'est le tempérament.

On en admet généralement quatre bien tranchés : les tempéraments sanguins, lymphatiques, nerveux et bilieux. Les personnes d'un tempérament sanguin sont particulièrement exposées aux maladies organiques du cœur, aux anévrismes, à la rupture de vaisseaux sanguins dans diverses parties du corps ; elles doivent donc éviter les aliments et les habitudes qui peuvent engendrer un excès de sang.

Les individus d'un tempérament lymphatique sont particulièrement disposés à la scrofule, à la phthisie, à l'hydropisie et aux maladies de la peau.

Les bilieux sont sujets aux maladies du foie, de l'estomac et des intestins.

Les nerveux sont exposés à la paralysie, à la danse de Saint-Guy, à l'épilepsie, etc.

Les idiosyncrasies, les répulsions particulières qu'éprouvent certains individus pour tels ou tels aliments, ou telles ou telles boissons, sont très communes, et doivent être étudiées avec attention par toute personne désireuse de conserver sa santé et d'atteindre un âge avancé. Certaines de ces idiosyncrasies sont très curieuses ; je citerai, par exemple, l'impossibilité de manger des coquillages sans être atteint d'une éruption de boutons, ou d'absorber des œufs sous n'importe quelle forme, en si petite quantité que ce soit, sans être pris de diarrhée et de vomissements. Comme chacun de nous peut facilement connaître, par expérience, quelles sont ses idiosyncrasies particulières, et se rendre compte du châtiment sévère qu'il reçoit lorsqu'il viole les lois de sa propre existence, en essayant de faire ce qui réussit à d'autres, je n'ai pas besoin de m'appesantir plus longtemps sur ces considérations.

L'âge exerce aussi une influence prépondérante. Les sept âges de l'homme, tels que le grand dramaturge les a décrits, tiendront leur place dans les études de l'humanité aussi longtemps que durera la race anglo-saxonne ; mais, pour le but que nous nous proposons, il est plus convenable de diviser la vie en trois périodes : la jeunesse, période d'accroissement ; la virilité, période de maturité ; et la vieillesse, période de décroissance.

Le croup, la fièvre scarlatine, et les autres maladies contagieuses sont, avec la bronchite et la pneumonie, spécialement fatales pendant la première de ces périodes. La statistique démontre qu'un dixième des enfants meurt pendant le premier mois qui suit leur naissance, et qu'à la fin de la première année de leur existence, il en reste seulement les trois quarts vivants. La moitié des enfants élevés dans les villes meurt avant d'avoir atteint l'âge de cinq ans.

Pendant la seconde période, celle de la maturité, qui s'étend de 20 à 40 ans, l'âge modifie favorablement presque toutes les causes de maladies, de telle sorte que les chances partielles ou complètes d'y échapper sont considérablement accrues.

Le contraire se produit pendant la troisième période, celle du déclin. La diminution progressive et générale de nos forces vitales rend les causes les plus faibles capables de produire des maladies dangereuses. Il y a toujours, comme dans les autres machines, quelque partie de l'organisme humain plus faible qu'une autre, qui cesse de fonctionner la première et qui arrête le mouvement général du reste du mécanisme, qu'on appelle « la vie ». C'est ainsi que la rupture d'une artère cérébrale produit souvent une attaque de paralysie, que la fatigue d'une des valves du cœur amène promptement un résultat fatal et que le cancer, qu'on peut considérer comme une sorte de mort prématurée et locale, envahit quelque organe vital, et nous entraîne lentement, cruellement et sans merci vers la tombe.

Enfin, les tendances héréditaires qui se manifestent souvent à travers une longue série de générations, suivant la loi que j'ai formulée il y a huit ans comme « l'extinction des faibles », est encore une cause puissante qui modifie l'influence des maladies.

CHAPITRE III

LA CHALEUR ET LE FROID CONSIDÉRÉS COMME CAUSES DE MALADIES

L'action désorganisatrice de la chaleur et du froid sur notre santé, est assez puissante et incessante pour exiger de nous les soins les plus vigilants, afin de nous défendre contre ses atteintes toujours sérieuses et quelquefois mortelles. Dans certains cas, ils se servent d'antidote l'un à l'autre, et c'est une maxime aussi vieille qu'Hippocrate que les maladies d'été sont guéries par l'approche de l'hiver et celles d'hiver par l'arrivée de l'été.

Occupons-nous d'abord de la première de ces influences. Il faut avoir soin de ne pas s'exposer à une chaleur trop intense et spécialement aux rayons directs du soleil, afin d'éviter des insolations qui, dans les jours les plus chauds de l'été, peuvent, même sous nos climats tempérés, avoir rapidement un résultat fatal. Des expériences ingénieuses ont démontré que l'effet immédiat de la grande chaleur sur la substance cérébrale est de produire la langueur, des vertiges et l'insensibilité.

Pour échapper à cet ennemi de la santé et de la longévité, il faut éviter, autant que possible, pendant les jours de grande chaleur, de s'exposer aux rayons directs du soleil de 11 heures à 3 heures.

La précaution la plus usuelle contre les insolations consiste, lorsqu'on est forcé de s'exposer aux rayons brûlants du soleil, à mettre dans le fond de son chapeau un mouchoir ou une éponge humide, ou même une poignée de feuilles vertes. Lorsqu'une personne ressent une forte chaleur à la tête et de légers vertiges, symptômes d'une attaque d'un caractère sérieux, il faut immédiatement la placer à l'ombre dans un endroit frais, et lui frictionner doucement la tête et le cou avec de petits morceaux de glace, de façon à ramener cette partie du corps à sa température normale, 37 degrés centigrades.

Les personnes dont la peau est délicate apprennent bien vite à préserver leur figure et leurs mains des morsures du soleil, et mettent en pratique ce proverbe : « Enfant brûlé craint le feu ».

La période la plus chaude de nos étés est très défavorable pour les enfants, chez lesquels l'élévation de la température peut provoquer la diarrhée et le choléra infantum.

D'autres causes viennent encore aggraver le mal, et il est certain que toute semaine dans laquelle la température journalière dépasse 35 degrés centigrades est meurtrière pour les enfants.

L'extrême froid, en hiver, surtout lorsqu'il atteint une intensité exceptionnelle, n'est pas moins dangereux, et devient une cause de décès de plus en plus nombreux, à mesure que l'on se rapproche des régions polaires.

Le froid, à un degré moindre, est une source d'affections douloureuses, telles que la congélation du nez, des oreilles, des doigts, les engelures, etc. Quel est le moyen qu'emploie la nature pour tenir chaude une partie quelconque de notre corps entourée par de l'air froid ou de l'eau froide? Il consiste à lui envoyer incessamment, du cœur, un courant de sang chaud. La prudence nous commande donc, lorsque nous sommes forcés de rester exposés à un froid rigoureux, de nous tenir incessamment en mouvement avec autant d'activité que cela nous est possible, afin de prévenir le ralentissement de la circulation du sang et sa stagnation.

Lorsque l'on est resté exposé d'une façon prolongée à l'action d'un froid intense, la masse du sang toute entière descend au-dessous de sa température habituelle et perd, en conséquence, une partie de son pouvoir réchauffant et de son action stimulante sur le cœur et le cerveau. On éprouve alors une grande difficulté à se mouvoir, et une tendance au sommeil presque insurmontable.

Une démonstration bien convaincante de la vérité

de ce proverbe : « La chaleur, c'est la vie, le froid, c'est la mort », qui, entre parenthèses, est aussi vrai en ce qui concerne une partie du corps, les doigts ou les orteils, par exemple, que pour le corps tout entier, a été fournie par le capitaine Cook, dans la relation qu'il a laissée de l'excursion qu'il fit avec le docteur Solander et neuf autres compagnons, à travers les collines de la Terre de Feu.

Avant le départ, le docteur Solander fit, à ses compagnons, la description des accidents fâcheux qu'un froid intense peut produire, et les mit spécialement en garde contre le besoin presque irrésistible de sommeil, dont ils seraient probablement saisis. Il ajouta : « Toute personne qui s'assied s'endort, et toute personne qui s'endort ne se relève pas. » Et cependant ce fut le docteur lui-même qui fit le premier l'expérience de cette irrésistible désir de s'asseoir et de s'endormir, bien qu'il connût parfaitement quelles pouvaient et devaient être les conséquences de sa faiblesse. Il supplia ses compagnons de le laisser s'étendre et se reposer. Ceux-ci, sachant par les instructions mêmes qu'il leur avait données le sort qui l'attendait, le forcèrent à les suivre, mais au bout de quelque temps, se trouvant eux-mêmes épuisés, ils furent enfin forcés de le laisser derrière eux, avec deux nègres qui, eux aussi, étaient saisis par le sommeil. Au bout de quelque temps cependant ils retournèrent près du docteur Solander qu'ils réveillèrent, non sans beaucoup de difficultés, et qu'ils transportèrent près d'un feu que quelques-uns d'entre eux avaient réussi à allumer. Le docteur Solander, bien qu'il n'eut dormi que cinq minutes, faillit mourir et fut privé pendant un temps assez long de l'usage de ses membres. Les deux nègres succombèrent.

Lorsqu'une petite partie de notre corps, telle que le bout du nez, ou les oreilles sont gelés — ce qui es reconnaissable à la couleur blafarde, d'un blanc jaunâtre, que prend la partie atteinte — on peut éviter tout accident grave en la faisant dégeler graduellement, soit en la baignant dans un peu d'eau glacée, soit en la frottant avec de la neige, si on en a à sa disposition.

Le froid agit encore comme cause productrice de maladies, en arrêtant la transpiration, et en empêchant ainsi l'élimination des matières impures du corps par cette grande voie de purification, ce qui impose un travail excessif aux poumons et aux autres organes internes, forcés de remplir un office qui doit incomber à la peau.

Un autre effet nuisible et plus direct du froid, est de chasser le sang hors des petits vaisseaux qui s'étendent sous la peau et d'exercer ainsi une influence de contraction et de rétraction. Le sang refoulé de la surface et forcé de se porter ailleurs, afflue surabondamment dans les parties du corps plus chaudes, que le froid n'a pas encore atteintes. Il en résulte nécessairement un excès de sang ou, pour parler un angage technique, une congestion dans l'un des organes vitaux. Lorsque cette action se produit, elle affecte spécialement notre endroit faible — et quel est celui de nous qui peut se vanter de n'avoir point dans son organisme un point vulnérable? — C'est cet organe qui se débarrasse le moins facilement de cette congestion et qui est le plus exposé à devenir le siège d'une inflammation sérieuse dont elle a été l'origine. Prenons, par exemple, un homme dont les poumons sont le point faible. L'action du froid produira chez lui une inflammation des poumons, pleurésie ou pneumonie, qui, si elle est négligée, pourra se changer en phtisie.

Si, au contraire, ce sont ses intestins qui sont plus sensibles, le sujet éprouvera une attaque violente de diarrhée.

Les moments où l'action du froid sur le corps sont les plus dangereux sont : 1° pendant le sommeil; 2° lorsque le corps est en transpiration, soit par suite d'un exercice violent, soit par toute autre cause; 3° après un bain chaud. La plupart d'entre nous ont attrapé assez de rhumes, pour avoir appris à prendre des précautions suffisantes contre les refroidissements.

Il est d'observation universelle que les courants d'air sont extrêmement dangereux. Il en est de même de toute application partielle de froid sur une partie du corps qui n'y est pas accoutumée. Certaines personnes commencent à éternuer ou à sentir des douleurs de gorge, dès qu'un courant d'air froid vient les frapper à la nuque. Les enfants et les adultes sensibles au froid, s'enrhument souvent sous l'action des courants d'air qui passent par les crevasses des portes et des fenêtres quelque bien ajustées qu'elles paraissent être. On peut même attrapper un refroidissement en s'asseyant trop près d'un mur. Pettenkofer a démontré, par des expériences très curieuses, qu'il passe environ 235 litres d'air par heure et par mètre carré à travers un mur en brique. Les effets pernicieux de l'air froid sont encore aggravés par l'humidité, en raison même du pouvoir plus grand de cette dernière comme conductrice de la chaleur.

Une des causes les plus communes qui engendrent les rhumes, c'est l'habitude fâcheuse qu'ont certaines personnes de quitter leurs vêtements chauds, gilets de flanelle, caleçons, pardessus d'hiver, au printemps, avant que les froids soient entièrement terminés. Les vêtements humides et particulièrement les chaussures et les bas mouillés, peuvent être comptés au nombre des meilleurs amis des médecins et des pharmaciens.

Lorsque, par négligence ou par une folle imprudence, on s'est exposé à attrapper un refroidissement, par l'une des causes susénoncées, on peut souvent éviter les tristes conséquences de sa témérité, en ôtant ses vêtements humides, aussi rapidement que possible, en prenant un bain de pieds à la moutarde, de dix minutes, en s'appliquant un sinapisme sur le dos et en s'enveloppant de couvertures chaudes, de manière à provoquer une transpiration abondante. On facilite de beaucoup la sudation en prenant une ou deux tasses d'infusion de thé ou de camomille, bien chaude. Ce traitement préventif et si simple, employé énergiquement et surtout rapidement, préservera souvent d'une grave maladie.

CHAPITRE IV

LA CONTAGION ET LES MOYENS D'Y ÉCHAPPER

Le nom de contagion dérive de deux mots latins, *cum* et *tango*, mettre en contact deux choses. Il est employé pour exprimer l'action qui se produit lorsqu'une personne en bonne santé, mise en contact avec une autre qui est malade, se trouve par la suite, atteinte de la maladie de cette dernière. Le mot infection s'applique à la substance ou à l'influence par laquelle une maladie se communique d'une personne à une autre, avec ou sans contact direct. Le type des maladies infectieuses c'est la variole, qui est en même temps, et au plus haut point, chacun le sait, éminemment contagieuse. La fièvre scarlatine, la rougeole, la coqueluche, l'esquinancie, etc., sont à la fois contagieuses et infectieuses, et forment cette classe de maladies, dont le peuple dit qu'elles s'attrapent.

Outre les maladies que je viens de mentionner et qui sont indubitablement infectieuses, il en existe plusieurs autres, telles que le typhus, la fièvre typhoïde, la fièvre jaune et la diphtérie, qui sont véhémentement soupçonnées d'être, au moins sous l'influence de certaines circonstances que nous ne connaissons pas, susceptibles d'être transmises d'un individu qui en est atteint à une personne en bonne santé. Aussi, est-il sage de prendre à leur endroit les précautions recommandées contre les germes empoisonnés, au moyen desquels celles appartenant au premier groupe se répandent très probablement.

Il suffit, pour démontrer combien il est important d'apprendre les moyens d'échapper à ces maladies contagieuses, de se reporter à ce fait que sur le total des décès qui ont eu lieu à Philadelphie dans l'année 1877 et qui se sont élevés au chiffre de 16,004 sur une population d'environ 850,000 âmes, on compte 155 morts par la variole, 379 par la fièvre scarlatine, 69 par la rougeole, 81 par la coqueluche, 542 par la fièvre typhoïde et 458 par la diphtérie. Ces décès représentent, pour chacune de ces maladies, un nombre de cas probablement dix fois plus grand, qui n'ont pas eu une issue fatale.

Nombreuses et violentes sont les controverses qui se sont élevées et qui se continuent encore sur la nature réelle de la contagion. Nous n'en ferons pas l'examen, nous dirons seulement que la théorie la plus probable est celle des germes que je vais exposer brièvement.

Cette hypothèse, attribuée par quelques personnes à Pline, habilement soutenue par le célèbre Linné il y a plus d'un siècle, et basée sur l'étude des symptômes des maladies contagieuses, consiste à en attribuer le développement à l'action irritante plus ou moins mécanique d'un certain groupe de plantes microscopiques qui se développent dans le sang, la peau et les organes essentiels des personnes qui en sont atteintes. La période d'incubation, c'est-à-dire, le temps qui s'écoule entre le moment où un individu a été en contact avec une personne atteinte par exemple de la variole, et celui où la maladie se manifeste chez lui, est supposée correspondre au délai nécessaire pour le développement des germes de ces végétations microscopiques dans notre corps. L'accroissement graduel et l'aggravation des symptômes sont attribués à la croissance progressive de ces millions de petits organismes végétaux, dont le plus haut développement correspond à la période la plus grave de la maladie, et dont le dépérissement et la destruction coïncident avec le déclin du mal et la guérison du patient.

La contagion des maladies qui se communiquent est, comme vous le voyez, expliquée d'une manière très ingénieuse par l'existence d'un nombre prodigieux de petits germes organiques, en réalité des germes de maladie qui s'échappent constamment du malade et se disséminent dans l'atmosphère de la chambre et de la maison où il se trouve, soit isolés, soit attachés aux innombrables petites écailles épithéliales qui s'échappent de la peau au moindre frottement.

Le fait que la même personne est rarement atteinte

deux fois par la même maladie contagieuse s'explique admirablement par cette hypothèse que le champignon vénéneux et parasite a épuisé la première fois, en presque totalité, l'ingrédient organique particulier qui se trouve dans notre système et qui est absolument indispensable à son développement. C'est une loi identique à celle, bien connue des agriculteurs, qui fait que le froment se développe mal s'il est semé deux années de suite dans le même terrain, lorsqu'on néglige de varier les assolements.

Tout individu atteint de variole, de fièvre scarlatine ou de toute autre maladie contagieuse ci-dessus mentionnée devient, d'après cette théorie des germes, comme une sorte de couche ou de serre chaude où se développent les germes ou les spores — c'est le nom qu'on leur donne — de la maladie dont il est atteint. De son corps s'échappent par la transpiration cutanée, la respiration et toutes les autres sécrétions, des millions de spores microscopiques, si petites que 20,000 d'entre elles mises au bout les unes des autres ne mesurent pas un centimètre de longueur et qu'il en faudrait cinquante millions pour former le volume d'un grain de sable. Chacun de ces germes infiniment petits, introduit dans un organisme humain, dans des circonstances favorables à son développement, se multiplie de lui-même et, après un laps de temps de plusieurs jours ou de plusieurs semaines, correspondant, ainsi que je l'ai exposé plus haut, à la période d'incubation, donne naissance à un nouveau cas de maladie, et forme un autre foyer d'infection pour les personnes qui ne sont pas protégées contre elle.

Ces spores, de même que les grains d'herbes nuisibles qui, lorsqu'elles rencontrent un terrain propice dans nos jardins, se propagent avec une rapidité prodigieuse, n'ont pas le pouvoir de se mouvoir suivant leur volonté, et se développent seulement lorsqu'elles rencontrent un air humide et un organisme approprié aux conditions qui leur sont indispensables. En d'autres termes, si les germes infectieux de la variole, par exemple, ne sont pas apportés à quelque individu non vacciné avant d'avoir perdu leur vitalité, si ils ne tombent pas sur un terrain propice, alors, mais alors seulement, ils sont inoffensifs pour les hommes.

Ceci m'amène à parler d'une des erreurs populaires plus communes et les plus funestes, que l'admission générale de la théorie des germes doit nécessairement détruire, c'est la croyance que la variole et les autres maladies contagieuses peuvent se développer spontanément, et sans que le patient ait été exposé à recevoir aucuns germes de cette maladie. Cette doctrine, fréquemment mise en avant dans la vie privée pour s'excuser du manque de précautions qu'on a souvent à l'égard des enfants, etc., et qui a été, dans certains cas, soutenue par les autorités publiques pour justifier des violations de quarantaines et d'autres prescriptions sanitaires, est extrêmement pernicieuse. Je crois fermement que, de nos jours au moins, tout nouveau cas d'une des maladies contagieuses énumérées plus haut est le résultat direct et immédiat d'un cas précédent, et de l'exposition d'un être humain non protégé, à la chance de recueillir des spores de cette maladie dans son organisme. Il est donc urgent, pour tout le monde, d'avoir une connaissance suffisante des conditions dans lesquelles ces germes peuvent être absorbés et d'user d'une prévoyance éclairée et d'un soin minutieux pour les éviter.

Je ne doute pas que parmi mes lecteurs il s'en trouvera quelques-uns portés à dire qu'il est à leur connaissance personnelle, que certaines personnes ont été atteintes de maladies réputées communément contagieuses, sans avoir jamais été exposées à absorber des germes provenant d'un autre individu atteint de la même maladie. J'admets que plusieurs exemples de cette nature ont pu se présenter en apparence, mais je conteste qu'avec l'insuffisance des moyens que nous possédons de reconnaître ces germes empoisonnés qui sont invisibles avec nos microscopes les plus puissants, on puisse en tirer un argument sérieux contre la théorie de la contagion. En effet, il est évident que, sous l'influence de certaines conditions atmosphériques favorables, quelques-uns de ces germes imperceptibles de maladie que j'ai décrits peuvent être disséminés au loin, et tant que leur vitalité n'est pas altérée, donner lieu à une apparition de maladie contagieuse.

Cette vérité a été admirablement mise en lumière dans l'épidémie de rougeole qui a sévi sur un groupe isolé des îles Faroé, dans la mer du Nord. Depuis soixante-cinq ans les habitants de ces îles avaient été exempts de tout cas de rougeole, lorsque, le 1er avril 1846, un ouvrier de Copenhague fut atteint, trois jours après son arrivée dans l'île, d'une attaque de rougeole. Deux de ses amis intimes attrapèrent la même maladie et successivement la rougeole, dont la marche a été décrite par le docteur Pannum, commissaire danois, s'étendit de hameau en hameau, d'île en île, et atteignit 6,000 individus, sur une population totale de 7,782 habitants. L'âge ne fut pas un préservatif de la contagion, qui épargna seulement les individus qui, dans leur enfance, lors d'une épidémie qui datait de plus de soixante ans, en avaient été atteints.

La quarantaine, à une portée de canon du rivage, a toujours été l'année dernière, dans le sud, efficace contre la contagion de la fièvre jaune.

La contagion est souvent capricieuse. Tantôt, dans une famille où il se trouve plusieurs enfants, un seul sera atteint de la fièvre scarlatine et les autres, bien qu'exposés à la contagion, en seront exempts ; tantôt, malgré la précaution qu'on aura prise de séparer les enfants malades de leurs frères et sœurs, tous, sauf ceux qui auront eu précédemment la même maladie, en seront atteints. Cette variété, dans la façon dont la contagion agit, est due, sans aucun doute, à certaines particularités constitutionnelles, soit temporaires, soit permanentes, et présente l'analogie la plus complète avec ce qui se passe dans le règne végétal.

Certaines herbes, certaines fleurs, certains arbres croissent avec une abondance luxuriante dans un sol d'une nature déterminée et à telle ou telle exposition, et périssent dans d'autres localités semblables en apparence aux premières.

La variole est probablement la maladie la plus contagieuse qu'on puisse rencontrer et, malgré l'immortelle découverte de la vaccine par le docteur Jenner, ce terrible fléau continue à sévir sur notre race. Les personnes qui se plaignent aujourd'hui du désagrément passager et du danger infinitésimal causés par la vaccine ne se rendent aucun compte des horribles souffrances, de la difformité hideuse et de l'épouvantable mortalité occasionnées, dans les siècles précédents, par la variole. On a calculé qu'en Angleterre, pendant le XVIIIe siècle, près d'un tiers de la population, en y comprenant les femmes, avait été atteint par cette terrible maladie qui fournissait chaque année à peu près le dixième des décès de toutes natures.

La mortalité occasionnée par la variole était si considérable, qu'un quart, et, dans certaines épidémies, un tiers des patients frappés par cette répugnante maladie périssaient. Ce n'est qu'en se rappelant que toute personne atteinte devenait immédiatement un danger, un objet de terreur et de dégoût pour ses amis et ses plus proches parents, et que lorsqu'elle guérissait elle restait généralement défigurée et souvent même hideuse pour le reste de ses jours, qu'on peut apprécier à quel point la découverte de Jenner a été bienfaisante et inestimable pour l'humanité.

Le moyen d'éviter la variole est de se faire vacciner et revacciner tous les sept ans, et même plus souvent, si la maladie sévit d'une façon inaccoutumée. Tout enfant doit être vacciné de six semaines à trois mois — et même plus tôt, s'il y a des cas de variole dans le voisinage — avec du vaccin frais provenant d'une vache vigoureuse et saine, afin d'éviter de lui inoculer, avec le vaccin, le germe infectieux de quelque maladie constitutionnelle. On peut actuellement se procurer du vaccin direct dans toutes les grandes villes, et lorsqu'on le tient d'une personne honnête, j'estime qu'on peut y avoir confiance. L'opération doit être répétée jusqu'à ce que le vaccin ait pris parfaitement, et c'est un devoir impératif pour les parents des enfants ou ceux qui les ont à leur charge, et au besoin pour la société, de veiller à ce que cette opération soit accomplie sans retard, dans le délai ci-dessus indiqué. Si quelques-uns de mes lecteurs ont sous leur toit un enfant non vacciné, qu'ils veuillent bien considérer quel chagrin mortel et aussi long que leur vie ils éprouveraient, s'ils voyaient leur enfant le visage couturé et défiguré à jamais par la variole, simplement faute de précaution de leur part, et pour avoir négligé de le protéger à temps contre le fléau. Le jour où nous le voudrons, nous arriverons par la vaccine à détruire enfin cette terrible maladie.

Il est nécessaire de se faire revacciner. Bien que, pour la majorité des individus, une seule vaccination bien prise suffise à les préserver pendant la vie entière, cependant, dans la minorité des cas, la certitude d'être à l'abri du fléau diminue à mesure que l'on avance en âge, et comme nous ne possédons aucuns moyens de distinguer les infortunés qui appartiennent à cette minorité, sinon en leur inoculant de nouveau le virus, il ne faut pas hésiter à le faire.

Ordinairement, on vaccine les garçons sur l'avant-bras gauche, un peu au-dessous du coude, et les filles sous le bras, un peu au-dessous de l'épaule. Cette différence est une concession faite à la mode, au risque d'un léger, mais positif accroissement de danger pour l'enfant. En Angleterre et sur le continent, on pratique deux, trois punctures et même plus, et de récentes observations, semblent indiquer que cette méthode donne une plus grande sécurité contre la variole. La façon de procéder en vogue aux Etats-Unis et qui consiste à égratigner la peau au moyen de piqûres très légères et répétées, faites avec une lancette très aiguë, est si peu douloureuse, qu'on peut généralement, avec un peu de précaution, la pratiquer sur les enfants, sans qu'ils se plaignent.

Il existe en Angleterre une loi qui rend la vaccine obligatoire, et dont les dispositions, sanctionnées par diverses pénalités, l'amende et même la prison, sont strictement exécutées. De semblables dispositions devraient être prises dans notre pays, et comme mesure préliminaire, comme un premier pas fait vers ce but désirable, aucune école publique ne devrait admettre un enfant qui n'aurait pas été dûment vacciné. L'adoption de cette règle aurait en outre le grand avantage de rendre les écoles entièrement indemmes des varioloïdes, aussi bien que de la variole.

La variole, lorsqu'elle frappe une personne protégée par une vaccination qui remonte loin, est généralement bénigne et prend le nom de varioloïde ou variole modifiée.

La varioloïde est rarement fatale et ne laisse pas de cicatrices apparentes, mais cependant elle est capable de produire, par contagion, la vraie variole, chez un individu non protégé par la vaccine.

La contagion de la variole est d'une extrême activité, elle se répand rapidement dans une maison où se trouve un malade, et de là souvent dans les habitations voisines. Elle peut être communiquée par la respiration du malade, avant même que l'éruption ait fait son apparition. On cite même un cas où elle a été transmise par le cadavre d'un enfant mort, douze jours après le décès. Elle peut être importée à de très longues distances par des vêtements, des objets de literie, des lettres, etc., malgré les soins qu'on peut avoir de les ventiler et les désinfecter. On en prend souvent le germe dans des bateaux, des wagons, des voitures dans lesquels ont voyagé des individus peu scrupuleux, atteints de varioloïde ou de variole bénigne.

J'invite chaque personne à examiner soigneusement, à la première occasion, les boutons de vaccin sur le bras d'un enfant, six ou sept jours après qu'il a été vacciné, et de s'éloigner à tout prix de tout étranger sur la peau duquel ils découvriraient une semblable éruption. En Angleterre, des lois très sévères ont été édictées contre les personnes qui compromettent d'une façon criminelle la santé publique, en voyageant, alors qu'ils sont malades, au risque de disséminer ainsi les germes infectieux de la variole et d'autres maladies contagieuses. J'ai la ferme confiance que les législateurs de tous les pays prendront bientôt des précautions similaires pour préserver leurs concitoyens de la contagion. De telles lois, bien qu'elles entraînent avec elles quelques inconvénients pour ceux qui sont atteints de ces maladies, sont néanmoins conformes au grand principe démocratique si fermement établi en Amérique, qui veut que les intérêts individuels cèdent le pas à l'intérêt du plus grand nombre.

Des maladies contagieuses horribles sont quelquefois inoculées à des personnes sans méfiance, et spécialement à des enfants, par des verres, des tasses, la mamelle de leur nourrice, un hochet, un sifflet, sur lesquels ils posent leurs lèvres et qui ont été souillés par les mains ou la bouche de personnes infectées. Les parents, les bonnes, les nourrices, ne sauraient prendre trop de précautions contre ce danger.

Comme, par malheur, nous n'avons pas contre les

autres maladies contagieuses, la fièvre scarlatine, la rougeole, etc., une sauvegarde semblable à la vaccination, les précautions à prendre pour échapper à leurs atteintes deviennent doublement importantes, spécialement pendant les temps d'épidémie violente, ou lorsque nous sommes affaiblis par une autre maladie et dans de mauvaises conditions de santé.

Ces maladies contagieuses se propagent avec la plus grande facilité dans les écoles, par la rentrée d'élèves convalescents d'une rougeole ou d'un cas de diphtérie par exemple, avant que le poison ait eu le temps d'être totalement expulsé de leur corps, ou sans que leurs vêtements aient été convenablement désinfectés. Une pratique aussi pernicieuse devrait être réprimée par des lois sévères; mais elle ne disparaîtra complètement que lorsque l'opinion publique sera suffisamment éclairée sur l'injustice et la criminalité de tels actes.

Aucune personne ayant été atteinte de rougeole ou de diphtérie, même assez bénigne pour passer pour un simple mal de gorge, ne peut être, sans dangers, mise en contact avec d'autres personnes, moins de quinze jours après sa complète guérison. Cette période doit être de quatre à six semaines à dater de la complète guérison, pour les individus atteints de la fièvre scarlatine. Seuls les enfants protégés par une attaque antérieure de la même maladie, peuvent être mis en contact avec eux. Les vêtements, spécialement ceux en laine, s'ils n'ont pas été purifiés par la ventilation et par une complète désinfection, peuvent, — le fait a été expérimenté et reconnu — communiquer la fièvre scarlatine deux et même trois ans après qu'ils ont été imprégnés des germes de cette maladie.

Lorsqu'on s'est rendu compte des lois de la propagation des maladies infectieuses, on est pénétré de la nécessité impérieuse d'étudier les moyens à l'aide desquels on peut désinfecter ou détruire les germes de contagion, qu'ils soient végétaux, minéraux ou animaux. Plusieurs personnes, au nombre desquelles je suis honteux de compter beaucoup de médecins, paraissent croire que lorsqu'ils ont donné à un vêtement, à une chambre, une forte odeur d'acide phénique ou de chlorure de chaux, ils ont accompli une désinfection complète, lorsque souvent ces moyens ne sont ni suffisants, ni efficaces. Le docteur Baxter, à la suite d'une série d'expériences, conduites avec le plus grand soin, est arrivé à cette conclusion : qu'aucun liquide virulent ne peut être regardé comme sûrement et complètement désinfecté par l'acide sulfurique, sinon lorsqu'il a absorbé assez de gaz provenant de la combustion du souffre pour rougir d'une façon énergique et permanente le papier de tournesol. De même un liquide virulent ne peut-être considéré comme désinfecté à moins qu'il ne contienne 2 p. 100 d'acide phénique pur, ou environ 20 grammes pour un litre de liquide. D'après la même autorité, la désinfection de l'air ainsi qu'on la pratique communément au moyen de l'acide phénique et du chlorure de chaux est inefficace ou au moins très contestable.

Lorsqu'un membre d'une famille est attaqué par la variole, la fièvre scarlatine, la diphtérie ou toute autre maladie contagieuse, on peut généralement empêcher la maladie de se communiquer en suivant les règles suivantes, qui sont celles indiquées par notre commission locale d'hygiène, modifiées légèrement par moi.

Il faut mettre le malade aussi loin que possible du reste de la famille, dans une des chambres du dernier étage de la maison, où l'isolation et la ventilation sont le plus faciles, et le confier à la garde d'une seule personne, protégée par une attaque antérieure de la même maladie. La chambre doit être tout d'abord débarrassée des rideaux, tapis, carpettes, des tapisseries en laine et de tout meuble inutile. Pour assurer une extrême propreté, il faut mettre à la portée du malade un vase rempli en partie avec une solution d'acide phénique ou de chlorure de chaux — une tasse à thé d'acide pour un quart de litre d'eau — afin qu'il puisse cracher dedans. On doit changer le linge de corps et de lit du malade aussi souvent que cela est nécessaire, mais il faut bien se garder de transporter ce linge à travers la maison avant de l'avoir préalablement plongé, aussitôt qu'on change le malade, dans un large bassin contenant une solution d'acide phénique.

La garde doit porter, dans la chambre, une coiffure serrée autour de la tête et un peignoir flottant qu'elle doit laisser dans la chambre avant de la quitter. Elle doit aussi, avant d'en sortir, se laver les mains avec une solution d'acide phénique. Pour l'usage du malade, on ne doit employer ni mouchoirs, ni serviettes, mais des morceaux de vieux linges blancs qui seront brûlés après qu'on s'en sera servi. Les verres, les tasses, les bols, les assiettes à l'usage du malade, doivent être scrupuleusement lavés dans une solution d'acide phénique ou tout au moins dans de l'eau bouillante, avant d'être descendus dans la maison. L'urine et les déjections doivent être, *à leur sortie du corps*, reçus dans des vases contenant un désinfectant quelconque, tel que un kilogramme vitriol vert (sulfate de fer) pour cinq litres d'eau, ou une solution d'acide phénique, et emportées immédiatement. Un drap, constamment humecté avec une forte solution d'acide phénique, doit être tendu comme une portière derrière la porte, ou dans le corridor, pour intercepter le passage aux germes infectieux qui pourraient s'échapper de la chambre.

Le meilleur moyen de désinfecter des vêtements, c'est de les tenir quelque temps dans l'eau bouillante ou dans un four chauffé à 121 degrés centigrades. Lorsque la maladie est terminée, le malade doit être encore tenu isolé dix jours après la desquammation, c'est-à-dire après la chute des dernières croûtes et de la peau, à la suite de la variole ou de la fièvre scarlatine. Pendant la dernière semaine de sa réclusion, il faut faire prendre chaque jour au convalescent un bain dans lequel on aura versé une trentaine de grammes d'acide phénique pur. Chaque partie de son corps devra être soigneusement nettoyée, principalement la tête, car les germes infectieux séjournent volontiers dans la crasse de la tête et à la racine des cheveux.

Pour purifier la chambre, il faut arracher les papiers de tenture, faire lessiver tout l'ameublement, les bois de lit, les planchers, les murs, avec une solution d'eau de savon et d'acide phénique, puis la fermer hermétiquement et y faire brûler 125 grammes de souffre par chaque mètre cube d'air qu'elle contient en laissant la fumée produite y séjourner pendant 24 heures. On laisse ensuite portes et fenêtres ouvertes largement pendant une semaine, pour ventiler la pièce, après quoi on admet généralement que la désinfection est complète.

CHAPITRE V

LE VÊTEMENT

Le vêtement est une des armes défensives les plus puissantes que l'homme puisse employer dans la lutte pour conserver son existence, surtout dans les climats tempérés du nord et dans les zones plus froides de notre planète. Cependant on ne parle généralement de l'habillement qu'à un point de vue moral et ornemental, dans l'ignorance où l'on est de sa mission principale, de son utilité suprême, qui est de préserver notre santé et de prolonger notre vie. Ce dernier point de vue mérite à tous égards la prééminence, et il est déplorable qu'il n'en soit pas ainsi ; car, pour avoir oublié que le but principal du vêtement est purement hygiénique, les hommes, et surtout les femmes, se trouvent soumis, en ce qui les concerne, aux exigences de la fantaisie la plus ridicule et la plus frivole, à ce point que la mode viole souvent les lois les plus élémentaires de l'hygiène.

D'après les théologiens, les vêtements ont été inventés pour cacher notre nudité, tandis que, d'après les physiologistes, leur principal objet est de nous protéger contre les influences étrangères.

Selon la région et le climat du pays dans lequel nous naissons et nous vivons, la nature des étoffes et des fourrures dans lesquelles nous nous enveloppons varie.

Le choix des vêtements est un important sujet d'études et de recherches pour les savants qui s'occupent de l'histoire de la civilisation. Pour bien comprendre la philosophie du vêtement, il faut se rappeler d'abord que le corps humain, exposé sans protection à l'air froid, perd sa chaleur de trois manières : 1° par la radiation ; 2° par l'évaporation des surfaces moites ; 3° par la conduction ou par le transport direct de sa chaleur aux molécules d'air en contact avec la peau. Si nous couvrons notre corps avec des étoffes, nous mettons nécessairement un obstacle à ces trois modes de refroidissement ; mais cette obstruction n'est bien marquée que pendant le peu de minutes ou de secondes pendant lesquelles le vêtement lui-même s'échauffe. Aussitôt ce fait accompli, nous commençons de nouveau, par l'effet de la radiation de notre surface artificielle (c'est ainsi que j'appelle la partie extérieure de nos vêtements), à nous refroidir, — moins vite que lorsque nous sommes nus — mais proportionnellement à la rapidité avec laquelle notre chaleur traverse nos vêtements.

La conductibilité des vêtements varie, depuis celle

de la fine toile de lin qui est très grande, jusqu'à celle d'une épaisse fourrure qui est très faible. Du plus ou moins de conductibilité dépend la valeur relative des différents articles d'habillement.

Les vêtements ajoutent d'une façon merveilleuse à notre bien-être, en nous permettant de modifier la façon dont la chaleur s'échappe de notre corps pour se répandre dans l'air qui l'environne, et de substituer notre enveloppe artificielle insensible à notre peau qui est impressionnable à un si haut point. De cette façon, nous évitons que notre sang soit chassé de quelque extrémité de notre corps vers nos organes vitaux, et nous échappons aux pneumonies, aux inflammations des reins ou de la vessie, au diabète et à toutes les maladies causées par la congestion de ces organes.

Nous pouvons nous endurcir au froid, comme on dit vulgairement : 1° en accoutumant notre réseau nerveux sous-cutané à supporter les changements de température et les froids les plus intenses, sans cette contraction spasmodique violente qui envoie un flux de sang aux organes internes du corps ; 2° en habituant nos organes vitaux à tolérer un influx violent de sang et la congestion qu'il produit, sans danger d'accident grave. Cette opération est de même nature que celle qui consiste à accoutumer nos yeux à supporter une vive lumière, ou nos oreilles un bruit violent, deux choses qui, au premier abord, sont désagréables et quelquefois douloureuses.

Nous pouvons aussi nous rendre plus vulnérables en laissant notre système nerveux devenir de plus en plus sensible à l'action du froid, et en deshabituant nos poumons et nos autres organes vitaux de l'afflux rapide du sang occasionné par le froid, à ce point que, lorsque ce phénomène se produit, même sans violence, ses effets en deviennent plus sérieux, plus pernicieux, et peuvent amener facilement des congestions et des inflammations.

En proportionnant soigneusement l'épaisseur de nos vêtements à la froideur de la température, nous neutralisons en grande partie les effets fâcheux des brusques changements dans la température extérieure, en empêchant le contact de l'air froid avec la presque totalité de notre peau.

Un point très débattu entre les hygiénistes, c'est celui de savoir si, en nous couvrant ainsi, nous ne nous rendons pas plus sensibles à l'action du froid. J'estime, pour ma part, qu'il appartient à chacun de résoudre cette question à son point de vue personnel, en expérimentant avec le plus grand soin, pendant qu'on est en parfaite santé, jusqu'à quel point on peut supporter les rigueurs de l'hiver sans en ressentir de dommages. Hâtons-nous cependant d'ajouter que de semblables expériences seraient dangereuses pour les personnes qui auraient une tendance héréditaire à la phtisie ou à d'autres maladies de ce genre.

Quelques personnes pensent qu'elles peuvent se passer de pardessus pendant les saisons intermédiaires, jusqu'à la mi-décembre par exemple. Il en résulte le plus souvent, que pour s'être ainsi exposées à une température plus rigoureuse que de coutume, elles attrapent un refroidissement et sont obligées, pendant le reste de l'hiver, de s'envelopper soigneusement des vêtements les plus chauds. Il y a peu de règles sanitaires plus inexorables que celle qui veut, qu'une fois que nous avons commencé à nous vêtir de draps épais, nous les conservions jusqu'au retour du printemps. J'ai moi-même, dans une occasion, attrapé un violent rhume et un mal de gorge très douloureux, pour être sorti un jour d'hiver avec un cache-nez moins chaud que celui que je porte d'ordinaire. Il est certain que des milliers de cas de phtisie chez les dames, proviennent de ce qu'elles exposent au froid leur cou, leurs épaules et la partie supérieure de leur poitrine, lorsqu'elles sont, comme on dit d'une façon si absurde dans la société fashionnable, « en grande toilette ».

Outre le danger de laisser les germes de maladie pénétrer au moyen du froid à travers des vêtements trop légers, il faut aussi considérer que l'on ne saurait en hiver conserver la chaleur du corps, sans l'aide de vêtements chauds, qu'en y suppléant par une dépense considérable d'énergie nerveuse, équivalente à une somme de force vitale énorme. Quelques personnes semblent possédées d'une sorte de manie qui consiste à s'endurcir au froid, eux et leur famille. Elles ignorent assurément que résister au froid, sans le secours de vêtements épais et de fourrures, nécessite une très grande dépense de force nerveuse, qui, si elle n'était pas ainsi gaspillée, pourrait être beaucoup plus utilement appliquée. Si le fluide nerveux qui mettait en activité le cerveau d'Isaac Newton, alors qu'il vit, un jour d'automne, une pomme tomber d'un arbre, avait été appelé du cerveau à la circonférence du corps pour donner de l'énergie aux nerfs sous-cutanés, par ce fait qu'il eut été alors trop légèrement vêtu, il n'eut jamais fait la découverte des lois de la gravitation qui a rendu son nom si illustre. Non seulement il est inutile, mais il est même dangereux de gaspiller inutilement nos forces, lorsqu'avec un moyen purement mécanique, tel que le vêtement, nous pouvons supprimer cette dépense continue d'énergie vitale.

En pratique, les personnes en bonne santé se trouvent bien d'avoir des vêtements et des pardessus combinés pour être portés pendant chaque saison différente de l'année. On doit éviter de changer ses vêtements pour d'autres plus légers, à moins que ce changement ne corresponde exactement à un mouvement équivalent du thermomètre. Il est bien établi qu'une des causes les plus communes des rhumes et des maux de gorge, provient de ce qu'on quitte trop tôt ses vêtements d'hiver au printemps.

Un autre effet utile des vêtements consiste à diminuer la somme de chaleur que notre système digestif et circulatoire est forcé de produire par la combustion ou l'oxigénation de certains éléments de notre nourriture. Le célèbre docteur Liébig a exprimé ce fait par cet aphorisme : « Le vêtement équivaut à une certaine somme de nourriture ! » Plus notre vêtement est chaud et moins le besoin de nourriture est urgent. Cela tient à ce que, nous refroidissant moins, nous avons moins besoin de retrouver dans la nourriture, la chaleur perdue. Les aliments gras étant ceux qui, pendant la digestion et l'assimilation, fournissent le plus de chaleur, sont ceux qui sont le plus en faveur parmi les habitants des climats froids. C'est ce qui explique la quantité proverbiale d'huile de poisson que les Esquimaux absorbent pour venir en aide à leurs vêtements de fourrure et leur permettre de supporter les hivers polaires.

Après quarante ans, toute personne, dans nos climats, doit porter de la flanelle sur la peau pendant les mois d'hiver ; et il faut recommander la même précaution aux individus jeunes qui ne sont pas doués d'une santé robuste. Parfois les peaux délicates en sont irritées, mais il est facile de remédier à ce léger désagrément, soit en mettant entre la flanelle et la peau une chemise légère de tissu fin de coton ou de toile, soit en employant un tissu mélangé de laine et de soie.

Comme préservatif contre le froid, un tissu de laine est bien supérieur à un autre tissu de même épaisseur en coton ou en toile. L'expérience a démontré qu'un vase d'étain rempli d'eau bouillante et recouvert d'une étoffe de laine, conserve beaucoup plus longtemps la chaleur du liquide dont il est rempli, que s'il est couvert d'une étoffe de coton ou de toile.

Dans les régions tropicales où les vêtements sont surtout destinés à protéger contre la chaleur, la nature du tissu a peu d'influence pour repousser les rayons directs du soleil. Ce qui joue le rôle principal, c'est la couleur de l'étoffe. Les vêtements les meilleurs pour cet objet, sont les vêtements blancs, puis les gris, les jaunes, les roses, les bleus ; les noirs sont les pires. Lorsqu'on n'est pas exposé aux rayons directs du soleil, l'effet de la couleur est à peu près nul, l'épaisseur, et le pouvoir conducteur, mais surtout l'épaisseur de l'étoffe, sont les seules qualités qui aient une action sur la chaleur.

Pour se protéger contre le vent, le cuir et le caoutchouc sont ce qu'il y a de mieux ; après viennent les étoffes de laine et enfin, mais avec une grande infériorité, les tissus de toile et de coton. Les vêtements de laine ont encore la propriété d'absorber une grande quantité de transpiration, en laissant le moins de chance à ceux qui les portent, d'attraper un refroidissement par l'effet de l'humidité en contact avec la peau. Aucun autre genre d'étoffes employées pour le vêtement ne jouit au même degré de cette qualité précieuse.

Un des axiômes d'hygiène les plus populaires recommande de se tenir constamment la tête fraîche et les pieds chauds ; j'ajouterai, moi, chauds et secs, pour bien faire comprendre combien il est important d'éviter d'avoir les chaussures humides et par conséquent les pieds froids.

La coiffure, chapeau ou bonnet, doit être d'une étoffe comparativement légère ; elle ne doit pas être ajustée trop serré, de façon à éviter d'interrompre la circulation du sang dans le cuir chevelu, ou d'occasionner des migraines, en comprimant les nerfs tout autour de la tête. En hiver, si l'on change de coiffure, il faut en choisir une qui soit convenablement appropriée pour empêcher la déperdition de la chaleur.

Les bottes, les bottines et les souliers, doivent avoir les semelles larges, les talons bas, et être assez aisés pour qu'on puisse éviter d'attraper des cors, qui, presque toujours, proviennent de ce qu'on a porté des chaussures serrées, à semelles étroites et à talons hauts. Il faut cependant éviter également de se chausser trop largement, de peur des excoriations qui se produiraient sur les parties saillantes du pied. Il est arrivé quelquefois que certains individus, pour avoir négligé cette dernière précaution, ont contracté des ulcères douloureux et rebelles à tout traitement. La meilleure méthode pour éviter les dangers d'avoir les pieds humides, est assurément de porter des souliers en caoutchouc dans les temps de pluie et spécialement dans les temps de neige ; mais cette pratique offre de graves inconvénients, et c'est simplement un choix entre deux maux. Les mauvais effets des chaussures en caoutchouc peuvent être de beaucoup diminués, si l'on a soin de ne les garder aux pieds que quand on marche, quand on se livre à un exercice actif, et de les ôter dès qu'on s'assied ou dès qu'on entre dans une maison. Les bottes et les chaussures imperméables ne présentent pas d'avantage sur les galoches en caoutchouc, et elles ont cette infériorité très grande qu'il est moins facile de les retirer lorsque la nécessité urgente de les porter vient à cesser.

On peut souvent atténuer ou empêcher complètement les accidents qui peuvent résulter de l'humidité aux pieds, en ôtant, dès qu'on rentre, ses chaussures et ses bas mouillés, en essuyant ses pieds pour les sécher, en les chauffant devant le feu ou à la bouche d'un four, et en remettant ensuite des bas bien secs et des souliers aussi épais ou plus épais que ceux qu'on vient de quitter. Mais pour que l'opération produise tout son effet, il faut que ce programme soit exécuté au moment même où on rentre, et quand bien même on serait fatigué et on éprouverait le besoin de se reposer un moment avant de faire cet effort supplémentaire. Un retard, fut-il de cinq minutes, est quelquefois suffisant pour annuler l'effet utile et bienfaisant de ce procédé, et pour permettre la formation d'une congestion de quelque organe interne, qui peut amener une maladie sérieuse et quelquefois mortelle.

Les vêtements vénéneux, bien qu'ils soient bien moins communs que quelques alarmistes, soucieux de produire de l'effet, voudraient le faire croire, doivent être signalés. J'ai eu dans mon service, à l'hôpital de Pensylvanie, il y a quelques années, un cas d'empoisonnement produit par un cache-nez cramoisi teint avec de l'aniline. Les enfants, les dames qui ont la peau sensible, doivent éviter avec le plus grand soin de porter des gants, des bas, des caleçons, ou d'autres vêtements teints avec de l'aniline, en bleu, en rouge ou en toute autre couleur.

CHAPITRE VI

L'AIR PUR ET LA RESPIRATION

L'importance pour notre santé et même pour la conservation de notre vie, d'une quantité suffisante d'air pur, ne saurait être estimée assez haut. Il est probable qu'une partie des maladies qui moissonnent, générations par générations, notre race, s'introduisent dans le corps de leurs victimes par le moyen d'un air impur, malsain et empoisonné. Qui n'a pas entendu parler de la célèbre grotte du Chien, près de Naples, dans laquelle des émanations d'acide carbonique s'échappent du sol et empoisonnent l'air, à ce point qu'un chien qu'on y introduit et qui est forcé de respirer cet air, vicié à peu de distance du sol, tombe bientôt inanimé et meurt au bout de quelques minutes, si on ne le transporte pas au dehors à l'air pur? Les vallées de Java, où poussent les upas, sur lesquels on fait des récits effrayants, doivent probablement — s'il faut ajouter quelque foi aux récits des voyageurs — leur funeste influence à quelque production d'acide carbonique qui s'opère sous leur ombrage épais et qui empoisonne l'atmosphère.

Mais la plus instructive de toutes les leçons, sur les dangers d'entasser un grand nombre d'individus dans un espace reserré, nous est fournie par les horribles souffrances de 146 prisonniers enfermés, par une chaude nuit du mois d'août, dans le cachot noir bien connu de Calcutta. Les tortures que firent subir à ces malheureuses créatures la chaleur, la soif et la suffocation graduelle, furent d'une telle intensité que, le lendemain matin à six heures, lorsque les portes furent ouvertes, 22 seulement sortirent, 124, ou les six septièmes du nombre entier, étaient morts dans une terrible agonie causée par le manque d'air.

L'air, j'ai à peine besoin de le rappeler à mes lecteurs, est un composé d'oxygène, le principe vital de la nature, d'azote, un gaz inerte ajouté, selon toute apparence, uniquement pour diviser l'autre élément actif et stimulant. Dans l'air pur, l'azote représente 79 p. 100 et l'oxigène 21 p. 100 de la masse totale. Ordinairement on y trouve aussi de trois à six dixièmes d'acide carbonique et quelques traces de vapeur d'eau et d'ammoniaque.

Dans les locaux mal ventilés et habités par des hommes ou des animaux, la proportion d'oxygène peut être réduite à 20 ou 19 p. 100 et la quantité d'acide carbonique augmentée de 1,1 1/2 et même de 2 p. 100. Non seulement des altérations aussi marquées dans la constitution de l'air sont malsaines et dangereuses, mais l'expérience a prouvé que l'air altéré, même à un degré bien moindre, est très préjudiciable à la santé, qu'il occasionne une grande déperdition des forces vitales et prédispose puissamment à contracter toutes espèces de maladies.

Mais comment l'atmosphère se modifie-t-elle ainsi dans les endroits où sont réunies un grand nombre de personnes? Pour répondre à cette question, il est nécessaire de jeter un coup d'œil rapide sur la physiologie de la respiration et sur ses relations avec la circulation du sang.

Le cœur, poche double musculaire et creuse, qui, chez l'homme en bonne santé, se contracte 70 fois par minute, pompe environ 800 litres de sang veineux par heure dans les vaisseaux capillaires de nos poumons. Ces 800 litres de sang veineux répandus par des tubes délicats sur les parois des cellules à air, laissent échapper environ trois litres d'acide carbonique et absorbent, dans le même espace de temps, un peu plus de trois litres d'oxygène. Le maintien de notre vie dépend directement de cette incessante absorption d'oxygène frais et de cette évacuation non moins incessante d'acide carbonique. Lorsque ces deux fonctions sont, comme dans la pendaison ou la noyade, arrêtées par force, fut-ce pendant quelques minutes seulement, la mort arrive rapidement.

Nuit et jour, tant que nous sommes en vie, notre cœur envoie du sang veineux pourpre foncé dans nos poumons pour y être purifié et changé en sang rouge artériel par l'élimination de son acide carbonique e l'addition d'oxygène frais. Ce sang, ainsi revivifié, es envoyé par le cœur dans toutes les parties du corps e y apporte avec lui une vie nouvelle et vigoureuse Nuit et jour aussi, il faut que les poumons, à leur tour — environ 70 fois par minute en bonne santé — pompent de l'air frais en quantité suffisante pour fournir l'oxygène nécessaire à la revivification du sang ; et, chose non moins importante, ils doivent expulser au dehors l'air en partie privé de son oxygène et chargé en échange des substances vénéneuses expulsées et apportées par le sang veineux, parmi lesquelles le même acide carbonique qui empoisonne la partie basse de la grotte napolitaine du Chien tient le premier rang.

Puisque, comme nous venons de le voir, l'air que nous avons respiré a perdu une partie de son pouvoir vital, et qu'il a été en outre souillé par les particules hors d'usage et nuisibles expulsées de notre corps, il est évident que le mieux que nous puissions faire est d'éviter de l'introduire de nouveau dans nos poumons, quand bien même il nous paraîtrait aussi agréable que l'air pur du dehors. A combien plus forte raison toute personne propre et soigneuse ne doit-elle pas redouter d'introduire, au plus profond de son être, de l'air vicié par les émanations, les molécules impures, rejetées par la respiration des foules qui s'entassent dans des locaux presque toujours mal ventilés : salles de lecture, de conférences, théâtres, etc., qui se trouvent dans les grandes villes. S'il s'agissait de toute autre chose que l'air, l'idée de l'absorber de seconde main, après son rejet par une personne peut-être sale ou malade, nous paraîtrait horriblement dégoûtante; mais comme ces impuretés sont invisibles à l'œil nu, les gentlemen les plus raffinés et les dames les plus délicates les introduisent dans leurs poumons, sans réfléchir un seul instant à leur origine impure et à leur pouvoir vénéneux.

N'importe lequel de nos lecteurs peut obtenir facilement et en quelques minutes la preuve que les poumons produisent de l'acide carbonique et l'expectorent à chaque expiration. Pour cette expérience, il faut seulement un petit tube de verre long de 25 centimètres, et un quart de litre d'eau de chaux, que l'on obtient aisément en faisant dissoudre un morceau de chaux de la grosseur de la moitié d'une noix dans un quart de litre d'eau qu'on agite dans un vase. Il ne reste plus qu'à plonger le bout du tube dans le vase qui contient l'eau de chaux et à expirer par l'autre extrémité du tube, pendant une demi-minute, l'air qui sort des poumons, de façon à ce que les globules d'air traversent le liquide. Ce liquide, de clair qu'il était, devient rapidement nuageux, presque semblable à du lait, par suite de la combinaison qui s'opère entre l'acide carbonique sorti des poumons et la chaux dissoute dans l'eau et produit du carbonate de chaux.

L'existence des matières animales rejetées par les poumons est moins facile à constater; il suffit cependant d'entrer dans la chambre de seconde classe d'ur navire d'émigrants, dans une salle d'hôpital rempli de malades, dans un dortoir de maison d'ouvriers, de prison ou de station de police, pour se convaincre qu'une centaine de personnes, respirant dans un loca qui n'est pas suffisamment spacieux, rendent promptement l'atmosphère viciée et malsaine. Or, les impuretés produites par cent personnes en une demi-heure sont égales à celles produites par dix personnes en cinq heures, ou par uue seule en moins de deux jours.

Le principe de l'expérience que nous venons de décrire pour prouver la présence de l'acide carbonique dans l'air rejeté par nos poumons, a été appliqué d'une façon très ingénieuse pour déterminer la quantité de ces impuretés. On l'appelle le procédé du docteur Angus Smith pour découvrir l'acide carbonique dans l'air. On l'applique de la manière suivante : on prend une bouteille de la contenance de 300 grammes de liquide, on la remplit avec l'air de la chambre ou du local qu'on veut soumettre à l'expérience, soit au moyen d'un soufflet, soit en aspirant l'air au fond de la bouteille ou du vase au moyen d'un tube ; puis on y ajoute 30 grammes d'eau de chaux, on bouche et on agite pendant deux ou trois minutes. Si, après quelques instants, l'eau de chaux ne prend pas une apparence laiteuse, on peut être certain que les 300 grammes d'air contenus dans la bouteille ne renferment pas assez d'acide carbonique pour former un précipité visible de carbonate de chaux, et des expériences nom breuses, minutieuses et faites sur une large échelle, ont prouvé qu'il fallait pour cela qu'il y eut, dans l'air soumis à l'expérimentation, un peu moins de six centièmes d'acide carbonique. C'est la proportion au-dessus de laquelle, d'après les hygiénistes les plus compétents, l'acide carbonique et les autres substances, peut-être encore plus nuisibles, qui semblent toujours l'accompagner et qui proviennent de la respiration de l'homme ou d'un animal quelconque, deviennent dangereux pour la santé. Il faut donc veiller soigneusement à ce que cette proportion ne soit pas dépassée.

Bien que l'acide carbonique et les particules délétères chassées par la respiration des poumons de l'homme et des animaux soient les causes ordinaires d'impureté, il existe cependant plusieurs substances soit gazeuses, soit solides qui vicient malheureusement l'atmosphère quand elles y ont accès. Parmi elles, quelques-unes des plus importantes sont les émanations des égouts, des cloaques, des fosses d'aisance, qui souvent, l'expérience l'a prouvé, ont été la source des maladies les plus dangereuses. Ainsi sur 22 enfants d'une école de Clapham, en Angleterre, qui regardaient l'ouverture et le curage d'un égout qui s'était engorgé, 20 furent saisis, trois heures après, de vomissements violents, de diarrhée, de prostrations et de fièvre, deux d'entre eux moururent par l'effet du poison qu'ils avaient absorbé en se tenant au-dessus de l'égout. Il est à peu près certain, et je m'y appesantirai davantage dans le chapitre suivant, en parlant des égouts, que les effluves dont les gaz d'égout sont chargés et celles qui s'échappent des cloaques, des amas d'immondices, des water closets, sont une source abondante, peut-être la plus grande, des fièvres typhoïdes, des diphtéries, des fièvres scarlatines épidémiques qui sévissent dans les villes et dans les principaux bourgs de notre pays.

Les émanations d'une matière animale quelconque en décomposition, vicient l'air, au point souvent de donner naissance à des désordres pestilentiels. Les cadavres des hommes et des chevaux, sur un champ de bataille, occasionnent des diarrhées épidémiques, des dysenteries, etc., et les vapeurs qui s'élèvent des cimetières encombrés, augmentent, dans une large proportion, le nombre des maladies et des décès dans les populations placées dans leur voisinage.

Les émanations des manufactures d'engrais, des fabriques de briques, de produits chimiques de diverses natures, sont plus ou moins funestes à la santé. L'air qui s'exhale des marais et des prairies humides, engendre des fièvres rémittentes ou intermittentes, et bilieuses.

La poussière contenue dans l'air est, d'après le professeur Tyndall, qui a rendu un service signalé à l'humanité en faisant connaître sa connection avec la maladie, composée d'une infinie variété de substances, parmi lesquelles le microscope fait reconnaître des écailles épithéliales provenant de la peau de l'homme ou de celle des animaux, des cheveux, des fragments de laine, de coton, des fibres de lin, du pollen, des graines, des petits fragments de bois, d'écorce, de feuilles, des particules de charbon, de suie, de terre végétale, de sable, et beaucoup d'autres matières qu'il serait trop long et trop fastidieux d'énumérer. Quelques-unes de ces substances irritent les poumons mécaniquement, par exemple les particules anguleuses de l'anthracite ou d'un charbon bitumineux, qui produisent à la longue une maladie d'une espèce particulière, appelée la « consomption des mineurs ». Cette maladie enlève chaque jour prématurément un nombre considérable d'ouvriers qui travaillent dans la poussière de charbon. Lorsqu'on fait l'autopsie de leurs cadavres, on trouve leurs poumons envahis par des petites parcelles de charbon qui y ont été introduites par la respiration et qui, agissant comme de petites échardes de bois, dans la substance musculaire, ont donné naissance à une innombrable quantité de petits abcès qui criblent l'appareil respiratoire de trous minuscules, à ce point qu'il ne peut plus fonctionner et que les pauvres malades succombent par l'impossibilité où sont leurs poumons de vivifier leur sang au moyen de l'oxygène de l'air.

Les fines particules d'acier qui s'échappent lorsqu'on aiguise des outils sur la meule, donnent naissance à la consomption des rémouleurs, la poussière de l'argile produit l'asthme des potiers, et les fragments de laine, de coton, de lin, dans les fabriques où l'on travaille ces substances et d'autres analogues, engendrent des bronchites et d'autres maladies des poumons. Toutes ces substances, qui souillent l'air pur, semblent avoir une action purement mécanique ; mais d'autres impuretés, telles que le phosphore dans les fabriques d'allumettes, le plomb dans les manufactures de blanc de céruse, le cuivre dans les fonderies, qui produisent la carie des os, les coliques de miserere, la fièvre des fondeurs de cuivre, et surtout l'arsenic dans les établissements où l'on teint en vert les papiers et les indiennes si fort à la mode maintenant, et dont on ne devrait jamais faire usage, exercent une influence chimique vénéneuse, et sont une source féconde de maux variés contre lesquels on pourrait se prémunir.

Une grande partie des victimes de ces poussières disséminées dans l'air en souffrent par l'ignorance où elles sont de leurs effets dangereux et souvent mortels. Maintenant que j'ai signalé le danger, j'aime à croire qu'aucun de mes lecteurs ne voudra s'exposer à leur influence délétère, tout au moins sans user de toutes les précautions que la science indique pour diminuer leur effet funeste.

Le remède le plus efficace contre les impuretés de l'air est d'abord une ventilation énergique. Les hygiénistes ont, depuis plusieurs années, pris pour objet de leurs recherches les plus constantes la meilleure manière d'obtenir cette ventilation.

Il est évident, en principe, que l'air d'un local habité, même en prenant le moins souillé, ne saurait être aussi pur que celui de l'atmosphère extérieure ; dès lors l'objet de la ventilation doit être de réduire assez les impuretés provenant de la respiration, pour que l'air introduit dans les poumons ne soit pas manifestement nuisible à la santé. J'ai dit plus haut que tout ce que l'atmosphère d'une chambre pouvait contenir d'acide carbonique sans devenir dangereux, était six dixième d'unité pour cent parties d'air. Pour maintenir l'acide carbonique et les impuretés qui l'accompagnent au-dessous de cette limite extrême, il a été démontré, par des expériences, qu'il faut à chaque adulte qui vicie l'air par sa respiration, trente-sept mètres cubes d'air parfaitement pur par heure. Pour fournir cette quantité d'air, il faut une chambre de trois mètres trente-trois centimètres de haut, sur la même largeur et la même longueur. Si nous nous rappelons que tout homme enfermé pendant trois heures dans un théâtre a besoin de trois fois la capacité d'air que nous venons d'indiquer, nous comprendrons alors quelle importance considérable nous devons accorder aux moyens à employer pour fournir une ventilation suffisante dans les salles où le public se réunit, et aussi pourquoi certaines personnes délicates, des dames surtout, éprouvent des oppressions, des maux de tête violents ou même s'évanouissent pendant une conférence ou une représentation, dans un local où la foule est nombreuse. Dans ces réunions, la lumière du gaz ou des autres modes d'éclairage, à l'exception de celle produite par l'électricité ou le gaz oxydrique, contribue à vicier l'air en consommant l'oxigène qu'il contient et en produisant de l'acide carbonique. On a calculé qu'un seul brûleur de gaz, consommant quarante-cinq centimètres cubes de gaz par heure, produit à peu près autant d'acide carbonique que les poumons de dix hommes pendant un même espace de temps.

La difficulté de renouveler l'air d'un appartement, de façon à le maintenir dans un état de pureté suffisante pour que la respiration s'accomplisse dans des conditions normales, est encore accrue de beaucoup par la nécessité où nous nous trouvons de ménager l'arrivée de l'air pur, de telle façon que les personnes qui se trouvent dans le local ne soient pas soumises à des courants d'air. Le seul moyen de tout concilier est de donner à chaque personne un espace cubique relativement considérable. Des expériences et des observations récemment faites, établissent qu'avec des moyens de ventilation convenables et en se servant en hiver d'air préalablement chauffé, on peut renouveler l'air d'une chambre contenant trente-trois mètres cubes d'air ou ayant comme dimensions trois mètres de large, trois mètres trente-trois centimètres de long et trois mètres trente-trois centimètres de hauteur, six fois en une heure, sans créer de courants d'air appréciables. Avec la ventilation naturelle, celle qui s'opère par les jointures des portes et des fenêtres, il est impossible que l'air se renouvelle plus de trois fois par heure, sans exposer ceux qui s'y trouvent à des courants d'air très désagréables. C'est pourquoi je pose comme règle que, pour que la respiration puisse s'opérer convenablement et sans courants d'air nuisibles, il faut, dans une chambre où la ventilation naturelle est assurée, ne pas rassembler plus de personnes qu'il ne s'y trouve de trente-sept mètres cubes d'air. D'après cette loi, une pièce de trois mètres trente-trois centimètres de haut, de même largeur, et de six mètres de long, ne doit pas contenir plus de deux personnes, et une chambre de sept mètres de longueur, sur sept mètres de largeur et sur trois mètres trente-trois centimètres de haut, ne doit pas en contenir plus de quatre pour y résider, y manger et y dormir.

Cependant, ces lois hygiéniques sont constamment violées par les pauvres, les ignorants, les parcimonieux et les téméraires. Ces infractions sont tôt ou tard punies, et il est certain qu'une grande partie des dyspepsies, des névralgies, des débilités et des vieillesses prématurées, qui frappent tant de personnes, sont dues à ce qu'elles vivent dans des locaux trop petits, dans des chambres mal ventilées, où elles respirent les impuretés d'un air de seconde main que nous devons, à tout prix, je le répète, éviter d'introduire dans notre organisme.

CHAPITRE VII

L'EAU PURE ET LES MOYÉNS DE L'OBTENIR

L'eau est la seconde des substances nécessaires à l'homme; la première c'est l'air, sujet du précédent chapitre. On estime qu'un homme peut vivre de deux à dix minutes sans air, quatre ou cinq jours sans eau, une semaine sans dormir et dix à quinze jours sans manger.

Mais si l'eau est d'une absolue nécessité pour entretenir la vie, l'eau pure n'est pas moins indispensable à la conservation de la santé. Or, comme ce liquide est tout particulièrement apte à être souillé, précisément à cause du pouvoir dissolvant presque universel qu'il possède, nous devons examiner avec un soin tout particulier les sources où nous le puisons.

L'eau couvre à peu près les trois quarts de la surface du globe et constitue la plus forte part du corps de l'homme et de celui des animaux. Dans certains végétaux, le céleri et le chou, par exemple, elle entre pour **95 p. 100**.

Un individu en bonne santé a besoin journellement de un litre et demi à deux litres et demi d'eau. Il en trouve un tiers environ de cette quantité dans les aliments qu'il absorbe, le reste lui est fourni par les liquides qu'il boit.

L'eau de pluie n'étant que la condensation de l'eau qui s'évapore de la surface des mers, des lacs et des rivières, et par conséquent un produit de la distillation naturelle, est la plus pure forme sous laquelle on puisse l'obtenir, à la condition de la recueillir dans des récipients très propres. Dans la pratique, on reçoit l'eau qui tombe sur les toits, dans des gouttières et des tuyaux en fer et on la conserve dans des citernes préparées pour cela. C'est la meilleure eau que nous puissions boire. Malheureusement, les impuretés qu'elle entraîne avec elle en glissant sur les toits, ou en coulant à travers certains tuyaux de distribution, ceux de plomb par exemple, où celles qui proviennent de son séjour dans des citernes sales, font qu'on doit lui préférer comme boisson ou pour la cuisson des aliments, l'eau de puits bien choisie.

Il y a cent ans environ, une curieuse épidémie, caractérisée par des douleurs d'estomac et d'entrailles, une constipation opiniâtre, et enfin des symptômes de paralysie, sévit sur la ville d'Amsterdam pendant quelque temps, mettant en défaut la science des plus habiles médecins, jusqu'au moment où l'on découvrit que c'était un empoisonnement par le plomb, provenant de la substitution de ce métal à la tuile dans les toitures sur lesquelles l'eau était recueillie. Les nouveaux toits métalliques, alors à la mode, furent remplacés immédiatement et l'épidémie disparut promptement.

Les rivières sont les sources les plus usuelles d'où nous tirons notre boisson, et si nous prenons soin que leur eau ne soit point souillée par les égouts ou les résidus des fabriques qui se trouvent sur leurs rives, elle est une de celles contre laquelle on peut soulever le moins de critiques.

Une certaine proportion de matières salines, spécialement de sulfates, de chlorides provenant des terrains alcalins qu'elles traversent souvent, a la propriété de préserver leur eau des inconvénients de leur passage dans les tuyaux de plomb qui sont encore employés dans la plus grande partie de nos villes pour leur distribution. Ces sels solubles n'empêchent pas directement l'eau de dissoudre le plomb, mais ils forment, par leur combinaison avec ce métal, un enduit insoluble à l'intérieur des tuyaux, et préviennent ainsi mécaniquement l'action dissolvante de l'eau sur la partie métallique avec laquelle elle n'est plus en contact. C'est précisément parce que l'eau de pluie est dépourvue de ces composés salins, qu'il ne faut jamais la faire passer par des tuyaux en plomb ni la conserver dans des citernes revêtues intérieurement avec ce métal. Beaucoup de maladies obscures et dangereuses, qui ont sévi dans quelques pays, à certaines époques, ont eu pour cause, le défaut de précautions contre l'introducon dans notre organisme de cette cause puissante ɜ désordres.

Il y aurait beaucoup à dire encore sur les impuretés ɜs eaux de rivière, mais le manque d'espace me force me hâter, et à passer à l'examen des eaux de puits ɔnt les impuretés sont, dans une large proportion, cause d'une partie des maladies aiguës qui affectent s habitants des campagnes.

Quand la pluie tombe sur la terre, une partie coule ıns les étangs, les rivières, mais la plus forte part ltre à travers le sol et, après plusieurs heures, ou usieurs jours, cheminant par de petits trous, parent jusque dans nos puits. Dans le cours de son ɔyage vers le centre de la terre, elle dissout, comme l'ai déjà dit, de nombreuses substances minérales, ıi peuvent la rendre non potable et même malsaine un certain degré, bien que rarement elle ait immédiatement un effet nuisible sur la santé. Mais il en est ut autrement en regard des matières animales qu'elle ncontre trop souvent sur son chemin et qui peuvent ıanger une eau potable en un poison caché et lent, ı en un agent de destruction immédiate. Deux des ɜaux les plus terribles de l'humanité, le choléra et la ɜvre typhoïde, sont tout particulièrement aptes à être ansmis d'une victime à une autre, par de l'eau de ıits viciée et contaminée.

Je ne saurais mieux graver cette vérité importante ıns l'esprit de mes lecteurs qu'en leur rapportant ɜux faits de nature différente. Si la leçon qui ressort de ces deux récits, absolument vrais l'un et l'autre, est toujours présente à leur esprit et se répand parmi ceux qui les entourent et de proche en proche dans les masses, beaucoup de vies précieuses pourront être épargnées chaque année.

On a constaté que la fameuse pompe à thé de *Broad Street*, près *Golden square*, à Londres, a été la cause de la mort de cinq cents personnes en une seule semaine, pendant l'épidémie de choléra de 1854. Son action pour disséminer et propager ce terrible fléau a été découverte d'une bien curieuse façon. On sait depuis longtemps qu'une eau qui contient quelque peu de chaux ou de magnésie est dans les meilleures conditions possibles pour faire de bon thé, parce que ces substances minérales empêchent la solution d'un certain principe astringent contenu dans les feuilles de l'arbuste chinois. La pompe de *Broad Street* était connue, on savait qu'elle contenait juste la proportion de chaux nécessaire pour fournir une infusion qui produisait la gaieté, sans aller jusqu'à l'excitation ou à l'ivresse, et sa réputation s'étendait au loin. Lorsque le choléra sévit dans son voisinage, les habitants des autres quartiers continuèrent à y envoyer prendre l'eau pour leur thé. Une vieille dame, entre autres, qui s'était réfugiée dans le quartier suburbain de *Hampstead* faisait faire chaque jour à sa femme de chambre quatre kilomètres pour venir chercher l'eau de son thé à la pompe de *Broad Street*. Or il advint que cette vieille dame et sa femme de chambre furent es seules personnes atteintes du choléra à *Hampstead.* L'attention des officiers d'hygiène et de salubrité fut, par ce fait, attirée sur l'action fatale de cette pompe pour répandre l'épidémie. Ils en firent enlever le levier et le choléra décrut rapidement dans le voisinage. L'eau du puits où elle s'alimentait, le fait fut démontré postérieurement, avait été souillée par les infiltrations des fosses d'aisance du voisinage, dans lesquelles on vidait les déjections des cholériques. On sait maintenant que ces déjections sont le principal agent de propagation de cette épouvantable maladie.

Le professeur Flint relate une observation qui a permis de suivre la marche d'une épidémie de fièvre typhoïde, cette maladie si souvent fatale dans notre pays, et de constater, de la façon la plus concluante, qu'elle avait pris sa source et son développement dans les eaux d'un puits souillées par les déjections d'un patient atteint de cette maladie.

Un jeune homme, voyageant par la diligence dans l'Etat de *Vermont*, tomba malade au cours de son voyage. Comme sa position s'aggravait et qu'il n'était pas possible de le transporter plus loin, on le laissa dans l'auberge d'un petit hameau situé sur le chemin. On reconnut bientôt qu'il était atteint d'une fièvre typhoïde. Un petit ruisseau coulant dans cette vallée basse partageait le hameau en deux parties, composées chacune d'une demi-douzaine de maisons. Au bout de quelques jours, de nouveaux cas de fièvre typhoïde firent leur apparition dans la partie où l'auberge était située, et bientôt toutes les maisons de ce côté, une seule exceptée, furent atteintes, tandis que celles de l'autre côté du ruisseau étaient indemnes. Or, il se trouvait que le puits de la taverne était le seul qui existât du côté de ce ruisseau et qu'il fournissait de l'eau à toutes les familles de ce côté, sauf à une seule qui était en mésintelligence avec l'aubergiste, et qui, pour ce fait, n'avait pas bu de cette eau infectée par la filtration des déjections du malade, qui avait communiqué la fièvre typhoïde aux autres habitants de cette portion du village.

De récentes observations, des recherches attentives sur la propagation de la diphthérie, tendent à démontrer que dans tous les cas où la maladie est d'une excessive malignité, et où tous les enfants d'une même famille sont enlevés en quelques semaines, la cause de cette mortalité extraordinaire provient de l'usage que l'on a fait d'eau infectée par les filtrations des fosses dans lesquelles on verse les déjections des malades.

Des expériences ont prouvé que, dans une terre légèrement poreuse, un puits de vingt-sept mètres de profondeur, draine les liquides d'une portion du sol figurée par un cône renversé dont le sommet ou la pointe reposerait au fond du puits, et dont la base à la surface du sol aurait soixante-dix mètres de diamètre ou plus de deux fois la mesure de la profondeur du puits. De telle sorte que si dans le centre d'un grand village, dans un espace construit de cinquante mètre carrés, on a creusé un puits, et si à l'un des angles, aussi éloigné que possible, on a établi une fosse plus ou moins profonde et non étanche, pour y mettre toutes les décharges, le danger de voir l'eau du puits souillée par la pluie qui passe à travers l'autre fosse est imminent, et il est à redouter que toute la famille soit atteinte par le choléra, la fièvre typhoïde (et probablement d'autres maladies), si une personne est malade dans les environs. Le même résultat se produit dans les fermes et les maisons de campagne lorsque, par des motifs de convenance, le puits qui fournit l'eau pour la boisson est creusé à une courte distance de la fosse où l'on jette les immondices, les excréments et tous les autres poisons de même nature. En outre, il y a beaucoup de cas où l'inclinaison des couches de sable ou de gravier sur les bancs de roc ou sur d'autres corps imperméables peut conduire toutes les impuretés et les germes de maladie à une bien plus grande distance que celle que j'ai indiquée plus haut. En d'autres termes, une fosse de décharge creusée sur un terrain plus élevé à plus de soixante-dix mètres d'un puits de vingt-sept mètres de profondeur peut, au moyen des courants, en empoisonner l'eau.

En pratique, il est indiscutable que, dans une multitude de cas, les fosses d'aisance communiquent avec les puits ; et il est non moins certain que beaucoup de puits dans des villages où, par une coupable indifférence, on néglige les précautions hygiéniques les plus simples, reçoivent les eaux souterraines des cimetières.

Je ne saurais trop signaler à mes lecteurs que la filtration de l'eau à travers la terre, bien qu'elle suffise pour enlever les impuretés visibles, n'est pas toujours suffisante pour la rendre inoffensive et potable. En d'autres termes, une eau limpide n'est pas nécessairement une eau pure, pas plus que de l'air froid n'est nécessairement de l'air pur.

L'eau qui provient de petits ruisseaux, d'étangs, de réservoirs, de marais, est, selon toutes probabilités, impure, et n'a même pas le bénéfice incertain de la filtration à travers le sol, pour la débarrasser des germes de maladies qui peuvent s'y rencontrer. Des attaques de fièvres rémittentes, intermittentes, bilieuses et typhoïdes peuvent suivre leur introduction dans notre estomac, où elles apportent avec elles des germes parasitiques ou même des jeunes parasites qui s'y développent et se répandent de là dans tout l'organisme.

Un des appareils les plus simples et les plus économiques pour purifier l'eau est le cottage filtre du docteur Parkes qui est ainsi composé : On prend un pot à fleurs en terre commune, on recouvre le trou qui est au fond avec un morceau de toile métallique en fer, ou un morceau de flanelle bien propre qu'il faut changer de temps en temps. On met au fond du pot sept centimètres de gravier et par dessus autant de sable blanc parfaitement propre, puis dix centimètres le charbon animal recouvert d'une mince couche de gros gravier ou d'une plaque d'ardoise pour maintenir tout en place. On verse l'eau sur le vase et on la recueille purifiée dans une large carafe de verre. Le charbon doit être changé de temps en temps, lorsqu'il est saturé, et purifié en le faisant chauffer sur une pelle au-dessus d'un feu vif. Le sable également doit être lavé ou renouvelé de temps en temps.

Un des indices qui annoncent la présence dans l'eau de matières animales en décomposition, est l'odeur qu'elle exhale lorsqu'on la renferme pendant vingt-quatre heures dans une bouteille hermétiquement bouchée et bien échaudée. On peut se servir pour cela d'une bouteille d'une contenance d'un demi-litre, bouchée fortement avec du liège. Si l'eau qu'on y renferme contracte la moindre odeur désagréable, elle doit être soumise à l'examen d'un chimiste compétent, avant d'être employée, soit pour les besoins de la cuisine, soit comme boisson. Cette précaution n'est pas suffisante, car une eau peut ne présenter à l'examen aucune odeur désagréable et cependant être très impure.

Une sage précaution, lorsqu'on voyage dans un district malsain, ou pendant le règne d'une épidémie, est de ne boire que de l'eau de pluie préalablement soumise à l'ébullition.

L'ébullition, pour produire un effet certain, doit être continuée pendant une demi-heure. L'eau de pluie est préférable dans beaucoup de régions, parce que les eaux dures, — celles qui contiennent de la chaux — bien que partiellement améliorées par l'ébullition, peuvent produire chez ceux qui ne sont pas accoutumés à leur emploi, des diarrhées sérieuses et probablement aussi des désordres du côté de la vessie.

La question de savoir comment on peut se débarrasser des eaux superflues ou impures, constitue une partie importante de la question du drainage et ne peut être qu'effleurée ici. Les égouts qui, dans la plupart des villes et des grands bourgs, sont supposés emporter les liquides superflus ou souillés provenant de tous les habitants, agissent souvent d'une façon imparfaite. Les liquides impurs — les poisons liquides, comme on les a si bien nommés — séjournent dans les parties basses ou filtrent souvent à travers les matériaux mal joints et vicient et l'eau que l'on boit et l'air des lieux près desquels ils s'amassent.

Prenez en conséquence pour règle de ne jamais manger ni dormir dans une maison qui n'est pas parfaitement drainée, et ne croyez pas que l'absence de toute mauvaise odeur soit suffisante pour prouver qu'aucune effluve empoisonnée ne s'échappe des égouts, des ruisseaux et des tuyaux par où les eaux ménagères s'écoulent au dehors.

Par dessus tout, évitez de laisser des lavabos dans les chambres à coucher ou de placer des salles de bains et des water-closet à proximité des pièces où vous séjournez le jour ou la nuit. Ce sont autant de voies par lesquelles la fièvre typhoïde, la diphthérie et d'autres maladies dangereuses s'introduisent dans nos habitations. Les vasistas et les ventilateurs, si bien qu'ils fonctionnent, sont impuissants, l'expérience l'a démontré, à prévenir ces maladies.

Il est à souhaiter que quelqu'Edison hygiéniste découvre bientôt une méthode complète d'assainissement des égouts. Jusque-là, tenons-nous en garde contre les émanations fétides de l'eau sale contenue dans les égouts, les ruisseaux, les cloaques, etc., si nous voulons être préservés de la variole, de la fièvre typhoïde, et des autres maladies dont elles contiennent souvent les germes empoisonnés.

CHAPITRE VIII

LES BAINS, COMMENT ON EN DOIT FAIRE USAGE

Le célèbre et excentrique docteur Abernetty raconte qu'on lui amena un jour un enfant atteint d'une maladie de la peau et dans un état de saleté révoltant. Le docteur, reconnaissant immédiatement que la maladie provenait du défaut de propreté du patient, dit à la mère : « Je guérirai votre enfant rapidement si vous suivez strictement mes ordonnances. Prenez une cuve, emplissez-la chaque jour aux deux tiers avec de l'eau tiède, plongez-y votre enfant et lavez-le des pieds à la tête avec du savon fin et une serviette un peu rude ». « Mais, docteur, s'écria la femme étonnée, c'est un bain que vous ordonnez ? » — Précisément, répondit le médecin, vous n'auriez pas dû attendre mon ordonnance ».

Si, comme je le crois fermement, notre devoir est de prendre le plus grand soin de notre corps, jamais le vieil axiome : « La propreté est une partie de la moralité » n'a trouvé une application plus juste.

L'usage des bains remonte à la plus haute antiquité. Les Grecs et les Romains en usaient avec excès. Les bains sont chose si importante dans les pays chauds, que dans les religions juive et orientales les ablutions fréquentes forment une partie du cérémonial obligatoire du culte, et cette prescription, sans aucun doute, a contribué largement au bien-être et à la santé des fidèles croyants.

Pour faire bien comprendre la valeur des bains, il est nécessaire de décrire rapidement la physiologie et l'anatomie de la peau, qui est la partie de notre corps la plus directement intéressée dans la question.

La surface totale de notre corps est enveloppée d'une membrane, l'épiderme, sorte de cuir très fin qui ne renferme aucun filet nerveux et qui est par conséquent insensible. C'est cette membrane qui se soulève et forme des ampoules, lorsqu'on a ramé trop longtemps, ou lorsqu'on applique un vésicatoire sur un endroit quelconque du corps ; c'est à travers elle que les enfants dans les écoles font, en jouant, passer des épingles au bout de leurs doigts.

Immédiatement au-dessous de cette membrane se trouve la peau véritable, le derme, tissu fort résistant, abondamment fourni de filets nerveux et de petits vaisseaux sanguins ; de là, le sang qui s'échappe de la plus légère coupure et la douleur qui l'accompagne. L'aiguille la plus fine ne saurait le traverser sans offenser quelque petite veine, quelque artère et quelque filet nerveux minuscules. Au-dessous de la peau commence le tissu cellulaire qui généralement contient une notable proportion de graisse.

Les parties constitutives de la peau, d'après les recherches les plus récentes, sont : les glandes qui produisent la sueur, les glandes qui sécrètent l'huile, les cheveux et les ongles qui sont généralement considérés comme des accessoires de la peau.

Les glandes qui sécrètent la sueur sont des tubes entrelacés dans le derme et dans l'épiderme qui le recouvre. Elles s'ouvrent à la partie externe de l'épiderme en une quantité infinie de petits trous appelés pores, invisibles à l'œil nu. On estime qu'il y a, en moyenne, douze cents pores — dont chacun est la bouche d'une glande sudorifique — par chaque centimètre carré de peau humaine. La longueur totale de tous ces petits tubes qui sont à la surface du corps d'un homme de taille ordinaire, mis bout à bout, serait de 45 kilomètres. L'effet que doit produire l'occlusion d'une pareille longueur de bouches d'écoulement — on peut appeler ainsi ces tubes de drainage de notre système, — peut facilement s'imaginer. On en a fait l'expérience sur de malheureux chiens, en employant le moyen cruel et rapidement mortel, qui consiste à raser leur poil et à vernir leur peau.

Heureusement, même chez les gens les plus sales, la crasse amassée, les sécrétions huileuses des glandes de la peau, les matières salines qui proviennent de la transpiration, les écailles épithéliales de l'épiderme, ne sont jamais aussi denses qu'une couche de vernis, la perspiration s'opère encore, mais beaucoup moins librement que lorsque le corps est tenu proprement.

Lorsque nous sommes en repos, le flot de la transpiration ininterrompu est rarement assez actif pour ne pas s'évaporer aussi vite qu'il se produit, de façon que la peau conserve seulement une douce moiteur. Mais quand nous prenons de l'exercice, spécialement par un temps chaud, la surface de notre peau se couvre de gouttelettes humides.

L'évaporation de ce liquide qui sort de la peau, exerce une influence capitale sur le maintien du corps à sa température naturelle de 36 degrés centigrades et enlève tout excès d'eau qui de l'estomac serait passée dans le sang, où les liquides que nous absorbons pénètrent rapidement.

Aussi, lorsque les pores de la peau sont en partie obstrués et ne peuvent remplir convenablement leur fonction, une partie de leur office, qui est de purifier et de régulariser le volume du sang, est reportée sur certains organes internes, tels que les intestins et les reins, et si ces organes sont faibles, malades ou seulement surchargés de travail, il peut en résulter promptement de sérieux désordres dans le système tout entier.

Ces deux agents, savoir : le premier, l'irritation causée par la saleté de la peau, les écailles épithéliales, le résidu de l'évaporation de la transpiration, et l'huile sécrétée au dehors ; et le second, le dérangement général de la santé causé par un sang malsain, incomplètement purifié, donnent naissance à la plupart des maladies désagréables et répugnantes de la peau, qui ne sont pas le résultat de la contagion ou d'un parasite végétal. Aussi les hommes et les femmes qui prennent la simple et agréable précaution de se baigner assez souvent pour maintenir leur peau dans une bonne condition de propreté, sont surs d'échapper à une notable quantité de maladies de la peau. On verra au chapitre XV comment éviter les autres.

Maintenant que j'ai démontré, à l'entière satisfaction de mes lecteurs, au moins je l'espère, les inestimables bienfaits des ablutions fréquentes de la peau, il me reste à parler des diverses variétés de bains.

Lorsqu'on n'a en vue que la propreté, le bain par excellence est le bain chaud. La chaleur de l'eau doit varier entre 31 et 36 degrés centigrades. Le liquide, à cette température, mis en contact avec la peau de l'homme, donne une sensation de chaleur. De la sorte, on évite le choc qui serait donné à tout notre système par un bain trop froid, c'est à-dire au-dessous de 15 degrés centigrades, aussi bien que l'excitation excessive qui résulterait d'un bain à 29 degrés centigrades et au-dessus. L'usage du savon ou de l'alcali, sous une forme ou sous une autre, est indispensable pour enlever les matières grasses provenant des glandes qui sécrètent l'huile dont j'ai parlé plus haut. On estime généralement que le savon blanc fin dont la réputation est ancienne, est le meilleur qu'on puisse employer.

Beaucoup de personnes restent trop longtemps dans un bain chaud. Il faut avoir soin de ne pas tomber dans cette erreur, qui a le plus souvent pour résultat un affaiblissement général.

L'intervalle qu'il faut mettre entre chaque bain varie selon les individus. Il y a des personnes dont la peau sécrète une telle abondance de matières d'une odeur forte, qu'un lavage général à l'eau chaude répété deux fois par jour est presque une nécessité ; tandis que d'autres, dont la peau fonctionne moins activement, comme appareil à expulser au dehors les impuretés du système tout entier, n'ont besoin de recourir à une ablution générale que tous les jours ou même trois fois par semaine.

Il est certain qu'un usage excessif des bains, comme de toutes les autres choses, peut être nuisible, et j'ai souvent rencontré des personnes qui avaient sérieusement compromis leur santé pour en avoir abusé. Mais il est également indiscutable que la grande majorité de l'espèce humaine pèche par l'excès contraire. Les registres des hôpitaux, au chapitre des maladies de la peau, témoignent éloquemment combien sont fréquentes les infractions à cette règle impérieuse : « Lave-toi et sois toujours propre ».

Comme règle générale, et à part diverses exceptions, on doit se laver le corps tout entier deux fois par semaine en hiver et chaque jour en été. On peut même, si l'expérience vous démontre que la santé s'en trouve mieux, pratiquer une ablution générale tous les deux jours en hiver.

Il est très important d'éviter, avec le plus grand soin, de s'exposer au froid après une immersion dans un bain chaud. Les obstructions qui bouchaient mécaniquement les pores de la peau, et qui s'opposaient à la transpiration cutanée, étant détruites par le lavage. la somme de fluides expulsés hors de la peau, et conséquemment, le refroidissement occasionné par l'évaporation sur la surface du corps, sont plus grands, et le danger d'attraper un refroidissement plus considérable. Cette disposition particulière est très bien rendue par ce dicton populaire : « Le bain chaud ouvre les pores », bien qu'on ne se rende généralement pas compte du mécanisme par lequel cette dilatation s'accomplit.

Il suit de là que le moment le plus propice pour prendre un bain, pour ceux qui sont d'une santé robuste, bien qu'ils soient susceptibles d'attraper un refroidissement, est le soir, parce qu'ils peuvent se coucher immédiatement après, et éviter ainsi, au moins pour quelques heures, de s'exposer au froid. Pour les malades au contraire et les personnes d'un tempérament faible, et d'une constitution délicate, le moment le plus favorable est vers onze heures du matin, après que la digestion du premier déjeûner est complète et avant qu'ils soient fatigués par les travaux de la journée.

Les bains à température élevée c'est-à-dire de 29 à

42 degrés centigrades, sont souvent employés, dans le traitement des maladies, comme un stimulant énergique ; ils rentrent dans le domaine de la médecine curative et nous n'avons qu'à les signaler ici. Les pères et les mères de famille feront bien néanmoins de se rappeler que ces bains, suivis d'une abondante transpiration provoquée en enveloppant le patient dans des couvertures de laine, peuvent souvent sauver des enfants et même des adultes de maladies dangereuses, si on y a recours aussitôt après qu'on a pris un refroidissement ou de l'humidité.

Les bains froids sont d'un secours précieux pour affermir et conserver la santé, si l'on n'en fait usage que dans des conditions opportunes, mais ils peuvent devenir dangereux et avoir même des résultats fatals, s'ils sont employés avec excès ou par des personnes auxquelles ils ne conviennent pas.

Les immersions dans l'eau froide, au-dessous de 10 degrés centigrades, ne conviennent qu'aux personnes les plus robustes, et souvent encore c'est un point douteux que celui de décider, si le choc que tout le système en ressent, n'est pas plus nuisible que la réaction qui en est la suite n'est favorable. En tout cas, il est un symptôme facile à reconnaître, qui indique si le bain froid est favorable ou nuisible ; c'est la production ou l'absence de réaction ou de rougeur qui survient à la peau, aussitôt qu'elle est séchée. Lorsque la réaction s'opère promptement, le bain est salutaire et peut être répété à une température égale ou même un peu plus basse. Mais si la réaction ne s'opère que lentement ou pas du tout, si le patient a froid, si sa peau tout entière, et spécialement aux lèvres et autour des ongles, reste pendant dix ou vingt minutes bleuâtre, le bain est malfaisant.

L'ablution avec une éponge trempée dans l'eau froide — non glacée — est un excellent tonique et peut être avantageusement employée par les personnes délicates. Le choc qu'elle produit sur notre organisme est beaucoup moins violent que celui occasionné par l'immersion et la réaction qui en est la suite. En somme, la règle que j'ai posée plus haut, pour juger si l'immersion est salutaire, est la même pour l'ablution.

Les bains de mer sont un des moyens les plus puissants pour fortifier notre système, soit pour prévenir le développement d'une maladie qui commence, soit pour rendre sa première vigueur à une constitution qui ne parvient qu'avec difficulté à réparer les effets d'une maladie débilitante.

Il est vrai d'ajouter que les résultats bienfaisants que l'on attribue aux bains de mer, sont souvent dus à l'air de la mer et aux autres influences mentales, physiques et sociales qui agissent dans les différentes stations balnéaires échelonnées sur les côtes. Quoi qu'il en soit, cette combinaison de conditions favorables est si inestimable, spécialement en ce qui concerne les enfants, que j'ai souvent vu une simple excursion d'un jour au bord de la mer, produire un effet salutaire narqué chez des babys dont la santé et la vigueur se rouvaient, pour une raison quelconque, affaiblies et iu-dessous de l'état normal.

Malheureusement, beaucoup de stations de bains le mer n'offrent souvent que de l'eau potable impure, souillée par les égouts, les cloaques, les fosses l'aisance qui envoient leur liquide empesté à travers ın sol sablonneux à plus de trente cinq mètres de listance, empoisonnent ainsi les puits et les citernes, et y sèment les germes de diarrhées, de fièvre typhoïde, de diphtérie, etc. Si l'on ne se met en garde contre cet inconvénient, les bienfaits des bains de mer sont plus que contrebalancés. Pour les dames délicates et les enfants qui ne sont pas assez forts pour endurer le choc des vagues, des bains chauds d'eau salée, tels qu'on en donne dans les principales stations, sont extrêmement bienfaisants.

On ne doit jamais se baigner immédiatement après avoir mangé. ni lorsque le corps est épuisé par la fatigue ou une excitation quelconque.

Les enfants et les vieillards ne doivent prendre que des bains chauds ou tièdes et jamais au-dessous de 21 degrés centigrades. Les personnes d'un tempérament nerveux et celles sujettes aux affections du cœur, ne doivent recourir aux bains froids qu'avec la plus extrême prudence ; celles d'un tempérament sanguin ou bilieux peuvent en user largement.

Comme court appendice à ce chapitre sur la toilette,

je ne puis omettre de dire un mot sur les eaux de teintures capillaires vénéneuses.

La plus grande partie de ces teintures qu'on déclare ne contenir aucune substance minérale, doivent en réalité leur efficacité à un sel quelconque de plomb. Ces cosmétiques devant être employés assidûment pour produire un résultat convenable, font pénétrer inévitablement dans l'organisme, par les pores de la peau, les sels dangereux qui en sont la base, et provoquent trop souvent des désordres graves et quelquefois mortels. On a observé notamment des cas de paralysie occasionnés par des teintures capillaires ; et il est probable que le diabète peut prendre sa source dans l'usage persistant et prolongé de préparations et de poudres de toilette contenant du plomb sous quelqu'une de ses formes.

CHAPITRE IX

LA MAISON

Un traité sur l'art de vivre longtemps ne saurait être complet s'il ne donnait quelques conseils sur cette cause de tant de maux, l'habitation.

Sans doute, plusieurs de mes lecteurs sont empêpêchés par les circonstances de choisir le genre de domicile le plus convenable pour leur santé, mais ceux mêmes dont le choix est le plus limité, pourront éviter certains dangers très graves qui prennent leur source dans une habitation malsaine, et que je vais m'efforcer de leur montrer clairement.

Dans les chapitres où nous avons traité de l'air et de l'eau pure, nous avons longuement insisté sur l'importance qu'il y a à obtenir ces deux grandes conditions d'une existence réglée par les lois de l'hygiène. Actuellement nous dirons au lecteur : Lorsque vous ferez choix d'une habitation, examinez avec un soin tout spécial son genre de construction, sa situation, la nature du sol sur lequel elle est bâtie, ce sont autant de conditions appelées à exercer une action sérieuse sur la santé des personnes qui s'y installeront.

Dans les maisons des villes où l'eau des rivières est apportée par des tuyaux de fer, le grand danger est l'introduction dans les maisons de l'air corrompu qui provient des bouches d'égout ou de matières animales en décomposition, dont les effluves pénètrent à travers le sol si la maison a été construite sur un terrain de remblai.

Dans les villages, l'air est généralement pur et le danger vient de la souillure de l'eau des puits et des citernes par les cloaques, les fosses à fumier, les water closets qui se trouvent dans le voisinage. Ce n'est que dans ces dernières années qu'on a découvert que c'était là un des moyens les plus puissants de diffusion de la fièvre typhoïde, de la diphtérie, de la diarrhée et d'autres maladies funestes de même nature, et encore le fait est-il dénié par un certain nombre de personnes intelligentes, parmi lesquelles, j'ai le regret de le dire, on compte plusieurs médecins, qui, par profession, devraient mieux que d'autres s'être rendu compte de ces dangers. Pour moi, je pense que toute personne qui voudra se donner la peine d'analyser la composition de l'eau qui sert aux usages domestiques et à la boisson dans un village où, par exemple, plusieurs cas de fièvre typhoïde se sont déclarés dans une même famille, sera bientôt convaincue que la propagation de la contagion par l'eau des puits est un fait aussi commun que fatal.

Lorsqu'on construit une habitation, ou qu'on prend

une maison toute bâtie, il faut en choisir l'emplacement de façon à ce que le puits soit plus élevé que l'égout et la fosse des water-closets et aussi éloigné d'eux que possible. Il faut aussi prendre garde que le puits ne soit pas en communication avec la fosse ou les égouts des propriétés voisines, afin de ne pas tomber dans le mal qu'on a voulu éviter. Les puits qui fournissent l'eau potable ne doivent pas être creusés à une distance moindre de deux fois leur profondeur de toute fosse ou accumulation de matières en décomposition, et, autant que possible, sur un point plus élevé.

Les plus petites et les plus pauvres maisons doivent être bâties sur une cave bien ventilée et exempte, autant que possible, de toute humidité. L'humidité provoque la production de végétaux, tels que les mousses, les champignons et, d'une façon ou d'une autre, est un agent actif de propagation de diverses maladies. Des expériences multipliées sur la diphtérie, dans un district rural, m'ont permis de constater que cette maladie sévit toujours plus particulièrement dans certains endroits déterminés où elle est prête constamment à réapparaître, et que ces localités se distinguent par l'humidité des maisons d'habitation.

Dans les maisons plus riches, les calorifères et les tuyaux de décharge sont les plus dangereux ennemis de la santé. Les calorifères doivent être construits de façon à ce qu'il n'y ait aucune communication entre leur chambre à air chaud et la cave dans laquelle ils sont construits. Tout l'air doit leur être amené frais du dehors par un large conduit. Si l'on n'a pas pris cette précaution, la chaleur du calorifère en fait un aspirateur puissant de l'air impur qui se trouve dans le sous-sol. C'est particulièrement dans les grandes villes qu'il importe de ne pas négliger ce soin, car là, cet air souterrain, ainsi que l'appelle le célèbre professeur Pettenkofer, est fréquemment souillé à un haut degré par les émanations des fosses d'aisance, des égouts mal construits et les fuites de gaz.

Les tuyaux d'égouts sont sujets entre tous à laisser échapper des liquides et des gaz par leurs jointures s'ils sont construits en terre cuite, comme c'est si souvent le cas. En outre, ils sont susceptibles d'être brisés par le tassement des murs, des couches de sable ou de gravier, sur lesquels ils reposent, et lors même qu'ils échappent à ces accidents, leur matière n'est pas impénétrable. En réalité, les seuls conduits dont on doive se servir pour l'écoulement des eaux ménagères et des autres liquides qui peuvent renfermer des matières nuisibles, sont les tuyaux en fer à joints soigneusement soudés, et placés de façon à être à l'abri de toute pression excessive. Encore faut-il les inspecter régulièrement, car ils sont susceptibles de prendre la rouille avec une rapidité extraordinaire.

Les citernes demandent un soin et une vigilance tout spéciaux. Il est indubitable, en effet, qu'une multitude de décès sont dus à ce que l'on néglige les règles les plus simples qui leur sont applicables.

Tout d'abord les citernes dans lesquelles on recueille

e l'eau de pluie ou de l'eau de source très pure, ne .oivent jamais être en plomb, ni doublées avec ce méal. En effet, plus l'eau est exempte d'impuretés saines, plus son action sur le plomb qu'elle décompose ;st certaine, et plus elle s'empoisonne rapidement. Jne citerne doit être construite en ardoises, en briques)u en pierres jointes avec du ciment. Dans certains ;as on peut employer le fer galvanisé. En aucun cas, e tuyau de décharge ne doit communiquer avec le ;onduit qui sert à porter au dehors les liquides impurs)rovenant des égouts, des water-closets, etc. La citerne loit être pourvue d'un couvercle hermétiquement ıjusté, pour éviter, autant que possible, l'introduction le la poussière et de la saleté ; mais ce couvercle doit ître adapté de façon à pouvoir être enlevé très facilenent lorsqu'on veut inspecter l'intérieur du récipient. ĵ'inspection doit être faite soigneusement et à de ;ourts intervalles, car les rats, les souris et d'autres ʼermines s'efforcent d'y pénétrer pour boire, s'y noient ,ouvent et peuvent, par la décomposition de leur ;orps, occasionner des indispositions et des maladies)armi les personnes qui boivent cette eau souillée.

Aucune eau destinée aux besoins de la famille, ne loit être conservée dans une citerne située au même ˈtage que les water-closets, et ne doit être amenée des .oits ou de la source dans des tuyaux de plomb. La nême précaution, extrêmement importante, doit être)bservée en ce qui concerne les conduits de distribu;ion.

Lorsque, pour une raison quelconque, on est forcé de se servir temporairement d'eau prise dans une citerne dont la propreté est douteuse, le danger d'en être incommodé gravement peut être atténué de beaucoup, ainsi que je l'ai indiqué déjà, en la faisant bouillir pendant une demi-heure, peu de temps avant de la boire, et en la filtrant en outre à travers du charbon animal (voyez chapitre VII). Rappelez-vous toujours que si le choléra, le choléra infantum, la fièvre typhoïde, la diarrhée, la dysenterie, font leur apparition dans votre famille sans causes évidentes, *il y a deux chances contre une que cela provient de quelque chose de mauvais dans l'eau ou le lait que vous buvez, ou dans le drainage de votre maison.*

Les chambres à coucher doivent être spacieuses aérées et ventilées avec un soin spécial. Celles des enfants doivent être distinctes de la pièce dans laquelle ils se tiennent. Pendant toute la journée, c'est-à-dire depuis le moment où ils sont levés jusqu'à une heure avant le coucher du soleil, les fenêtres et les portes de la pièce où ils couchent doivent rester toutes grandes ouvertes, excepté pendant les plus grands froids.

La *nurserie* ou la pièce dans laquelle les enfants se tiennent dans le jour, doit être très aérée et très accessible à la lumière, convenablement chauffée avec de l'air humidifié préalablement. Ce dernier désidératum est facile à accomplir en plaçant des évaporateurs poreux, dont l'usage commence à se répandre, devant le registre par où pénètre l'air chauffé. Tou linge souillé, toute déjection liquide ou solide, doivent être immédiatement enlevés. Aucun linge mouillé ne doit être étendu devant la bouche de chaleur. Toutes ces précautions sont particulièrement importantes en ce qui concerne les enfants, parce que leurs poumons, leur estomac, etc., sont plus susceptibles de s'assimiler des germes de maladie que ceux des adultes.

Je suis obligé de renvoyer ceux de mes lecteurs qui voudraient des détails sanitaires plus complets en ce qui touche les habitations, au premier volume de cette collection de *Primers* d'hygiène qui va bientôt paraître et qui sera tout entier consacré à ce sujet.

Il est cependant un point tellement important, concernant la décoration des appartements, que je dois en parler brièvement. Il s'agit du papier de tenture. Des analyses nombreuses ont démontré que beaucoup de papiers vert foncé qui sont en vogue, contiennent une grande quantité d'arsenic qui, dans certains cas, peut monter à quatorze grammes par trente centimètres carrés. Ce poison minéral s'échappe peu à peu en poussière fine, se mélange à l'air de la pièce et souvent à celui de la maison tout entière, et donne lieu aux symptômes de l'empoisonnement par l'arsenic dont très souvent on ne découvre pas la vraie cause. C'est ainsi que la colique du *Devonshire* fut pendant longtemps attribuée à je ne sais quelle influence inconnue, jusqu'à ce qu'on eût découvert qu'elle était due au revêtement de plomb des bassins, dans lesquels les fermiers du Devonshire font fermenter leur cidre.

Les différents symptômes de l'empoisonnement par les papiers de tenture à base d'arsenic, sont des maux de tête obstinés, des nausées, des douleurs d'estomac, la diarrhée. Lorsque la quantité de poison est minime, on n'observe souvent pendant assez longtemps que d'obscurs symptômes nerveux.

Toute maison neuve ou nouvellement recrépie, doit être laissée inoccupée, jusqu'à ce qu'elle soit parfaitement sèche ; des maladies par millions ont été la conséquence de l'ignorance de ce fait, ou de l'imprudence avec laquelle on viole souvent cette loi.

Le professeur Pettenkofer, que j'ai souvent cité comme le plus savant hygiéniste, a calculé que les murs d'une maison contenant cent mille briques, renferment, lorsqu'elle est achevée, vingt-cinq mille litres d'eau, et il insiste beaucoup sur la nécessité d'attendre que tout ce fluide soit évaporé, avant de permettre à un être humain d'y demeurer.

CHAPITRE X

LA NOURRITURE ET LA DIGESTION

Rien n'est plus important pour notre bien-être physique et pour nous assurer la longévité, que ces deux manifestations de la santé et de la vigueur de l'estomac, que l'immortel Shakspeare a réunies dans ces paroles de Macbeth si souvent citées : « La bonne digestion accompagne l'appétit, et les deux réunis produisent la santé ».

La réponse serioso-comique faite à l'écrivain humoristique anglais qui demandait récemment si, après tout, la vie valait la peine de vivre? « Cela dépend du foie », met en évidence cette vérité, que les dérangements d'estomac qui constituent la dyspepsie et toutes les variétés de mauvaises digestion, sont les sources les plus abondantes de désordres hépatiques.

Si nous considérons la somme de mauvaise humeur, de désespoir et de chagrins, qui résulte d'un manque de digestion convenable et d'assimilation de la nourriture absorbée, il nous paraîtra évidemment que nous devons faire tous nos efforts et ne reculer devant aucun sacrifice, pour éviter les mauvaises digestions et tous les maux qu'elles entraînent avec elles. Et cependant, année par année, du berceau jusqu'à la tombe, nous violons les lois les plus simples et les plus claires de l'hygiène, cédant aux tentations des cuisiniers, des confiseurs, des pâtissiers, qui contribuent, pour le moins autant que toutes les armées et les marines de guerre du globe combinées, à abréger la moyenne de la vie humaine.

Ainsi que je l'ai fait remarquer, la nourriture ne vient qu'après l'air, l'eau et le sommeil, comme condition indispensable de la vie humaine. Cela tient uniquement à ce qu'une certaine réserve d'aliments, suffisante pour deux semaines, peut être amassée dans le corps, sous forme de graisse. Sans cette provision faite par la nature, apparemment pour suppléer aux incertitudes de la chasse dans la vie sauvage, il est probable que l'humanité serait morte de faim pendant la longue période qui a précédé les temps civilisés où des greniers et des magasins ont été organisés contre la famine.

Nous pouvons nous comparer, avec assez de vérité, à une locomotive qui se mettrait en marche sans une provision abondante de combustible et d'eau. Notre corps, obligé d'accomplir son labeur quotidien, ou simplement les efforts musculaires suffisants pour faire circuler notre sang à travers nos artères et nos veines, pour aspirer dans nos poumons l'air nécessaire, ne peut pas accomplir ces travaux sans une quantité suffisante de nourriture convenable, dûment mâchée, humectée de salive, avalée, digérée, assimilée et transportée dans le sang pour nourrir les organes et les tissus de notre système qui incessamment ont besoin d'être renouvelés.

Ai-je besoin de rappeler à mes lecteurs que chaque portion de notre organisme est soumise à un renouvellement incessant. Les muscles de nos bras, aujourd'hui, ne sont pas exactement ce qu'ils étaient hier. Une certaine partie des molécules qui les composent a été dissoute, emportée par la circulation du sang, rejetée hors du système par les boyaux ou les reins, et remplacée par des molécules nouvelles, élaborées dans ce merveilleux laboratoire physiologique qu'on appelle le sang, parmi la nourriture absorbée et reçue dans l'estomac.

Si l'estomac ou le sang ne remplissent pas convenablement leurs fonctions, ou s'ils ne trouvent pas dans la nourriture que nous absorbons les éléments convenables, les molécules usées ne sont pas totalement remplacées, et nos muscles deviennent flasques et maigres. Si, au contraire, par suite d'une alimentation riche, secondée par l'exercice, le sang apporte aux muscles une quantité de molécules nouvelles, supérieure à celle qui est rejetée comme hors d'usage, les muscles grossissent et deviennent plus vigoureux dans les différentes parties de notre corps.

Rien ne démontre mieux le désir, l'avidité passionnée que la nature a donné aux animaux à l'état sauvage pour les substances qui leur sont nécessaires, que l'affluence des daims et des autres animaux qui viennent, de 120 kilomètres à la ronde, boire dans les lacs salés qui se trouvent dans certains États d'Amérique, sans souci des dangers semés sur leur route, parce qu'ils ont besoin d'avoir du sel dans leur sang. De même ceux qui ont observé avec quelle avidité les poules se jettent sur les coquilles d'œufs qu'elles rencontrent pourraient s'émerveiller de leur folie apparente, s'ils ne se rappelaient qu'elles ont besoin d'absorber de la chaux pour former l'enveloppe solide des œufs qu'elles doivent pondre.

Nous savons tous qu'une certaine catégorie de maladies, telles que le scorbut, par exemple, sont causées simplement par la privation continue de certains aliments.

Il est très probable que plusieurs autres maladies communes sont également dues, bien qu'on n'ait pas encore pu le constater scientifiquement, à l'absence, dans notre régime alimentaire, de quelque élément chimique dont une quantité, peut-être infinitésimale, nous est indispensable.

De même l'absorption, dans notre nourriture ou dans notre boisson, de quelques parcelles infiniment petites de certaines substances, telles que le plomb ou l'arsenic, suffit pour ruiner graduellement la santé et même, si l'ingestion se continue pendant un temps assez long, pour amener la mort.

Un autre office très important de la nourriture, spécialement des aliments gras et riches en carbone de notre régime, est de fournir de la chaleur au corps par leur combustion lente dans notre organisme, exactement comme le charbon de terre qui brûle dans les foyers de nos habitations. La seule différence consiste en ceci, c'est que la façon dont elles se consument est organisée de telle sorte que la combustion s'opère excessivement lentement, petit à petit, sans donner de flamme, mais en produisant une chaleur modérée.

Les éléments qui composent notre nourriture, sans parler de l'eau et des composés salins, sont : 1° les matières azotées, telles que la viande, les œufs, le fromage, le gluten de fleur de farine de froment, les consommés ; 2° les matières grasses, telles que la graisse des animaux, le beurre, l'huile d'olive, etc., et 3° les matières sucrées, comprenant l'amidon, le sucre, toutes les variétés de mélasses, le pain, les pommes de terre, le riz, etc.

L'office du premier de ces groupes est de remplacer la perte de substance musculaire occasionnée par les pulsations du cœur, la respiration, la digestion, les exercices physiques tels que la marche, la promenade à cheval, les travaux manuels, etc. Les aliments gras sont employés principalement dans l'économie à entretenir la chaleur du corps par leur combustion graduelle. Le troisième groupe, aliments sucrés, concourt au même résultat, mais avec moins de puissance et d'efficacité.

Les hygiénistes ont consacré beaucoup de temps et fait les plus grands efforts pour déterminer la quantité exacte et proportionnelle de chacun de ces éléments, nécessaire pour entretenir la santé chez l'homme. Le résultat de leurs observations, consignées dans des tables indiquant les régimes à suivre, peut se résumer ainsi : Un homme adulte, bien portant, accomplissant chaque jour une somme de travail modérée, a besoin quotidiennement d'environ cent trente-cinq grammes d'aliments secs azotés, de soixante grammes d'aliments gras, et de trois cent cinquante grammes de carbone, outre cinq grammes de sel. En d'autres termes, pour conserver sa force et son poids, un homme doit, chaque vingt-quatre heures, manger et *digérer parfaitement* trois cents grammes de viande fraîche et d'œufs, environ un kilogramme de pain et de pommes de terre, ou leur équivalent de matières saccharines ou amidonnées, avec environ soixante grammes de beurre, de lard et de graisse.

Dans les conditions ordinaires, la pénalité infligée par la nature à ceux qui ne prennent pas une quantité suffisante d'aliments, est une perte musculaire et un affaiblissement, proportionnés au degré d'économie forcée ou volontaire pratiquée sur l'alimentation.

La punition de ceux qui mangent plus qu'ils ne devraient, et plus que les quantités indiquées plus haut, sont les dérangements d'estomac, les maladies du foie et des intestins surchargés de travail et, comme conséquence, les dyspepsies, les débordements de bile, la diarrhée ou la constipation, avec leur cortège innombrable de maux qui, plus que toutes les autres influences, sont un obstacle certain à la longévité.

Mais comme les conditions dans lesquelles nous vivons varient constamment, la quantité et la nature des aliments doivent être modifiées, autant que faire se peut, en tenant compte du milieu dans lequel on se trouve, des influences auxquelles on est soumis, et de la nature du travail auquel on se livre. Cette faculté de se plier aux circonstances est une des choses qui distinguent le plus l'homme civilisé du sauvage et de la bête brute, et nulle part elle ne se manifeste mieux qu'en ce qui concerne la nourriture.

La somme d'exercice que nous prenons ou du travail que nous accomplissons, est une des conditions les plus importantes qui doivent nous faire modifier notre régime alimentaire. Un homme adulte oisif doit diminuer d'un quart, et un fermier qui travaille durement doit au contraire augmenter d'un quart les quantités indiquées plus haut.

L'influence du climat est également considérable. Les habitants des régions froides ont besoin de beaucoup plus d'aliments gras, les Esquimaux boivent de l'huile de phoque; tandis que ceux qui vivent sous la zone torride, ne font que très peu d'usage des aliments gras et azotés.

En règle générale, les femmes et les adolescents de seize ans, n'ont besoin que des neuf dixièmes de la quantité de nourriture nécessaire aux hommes, et les enfants de dix ans, de la moitié de ce qui est nécessaire à un adulte.

Les particularités individuelles, soit temporaires, soit permanentes, doivent être étudiées avec soin et il faut s'y conformer avec rigueur.

La quantité d'aliments qu'il faut prendre à chacun des repas a également une grande importance. Règle générale, le repas du matin doit comprendre le tiers de la viande et les deux septièmes des aliments féculents de la journée. Au dîner, on doit prendre les deux tiers restant de la viande et les trois septièmes des aliments féculents, le repas du soir se composera des deux autres septièmes de matières sucrées et féculentes. Dans ce système, les matières grasses sont divisées également entre les trois repas, mais on peut les diviser autrement suivant son goût.

Lorsqu'on se porte bien, on peut, sans danger, se fier au contrôle de son appétit pour mesurer la quantité d'aliments qu'on introduit dans son estomac; mais il faut se tenir en garde, avec le plus grand soin, contre les machinations des cuisiniers qui épuisent tous les moyens pour tromper notre guide naturel dans sa fonction si importante, et nous entraîner à faire des excès de tout genre.

Une règle excellente, c'est de toujours quitter la table en conservant de l'appétit pour une chose très simple et saine, telle que le roastbeef ou le pain et le beurre, en laissant de côté toutes les friandises tentantes qui renferment autant de maux cruels que jadis le cheval de Troie dans l'histoire ancienne.

S'il y a quelques individus qui, au moins pendant leur jeunesse, sont doués d'un estomac semblable à celui des autruches, et qui peuvent absorber avec impunité une quantité énorme d'aliments indigestes : la plus grande partie des adultes, et spécialement les enfants et les vieillards, doivent être très sévères sur leur régime alimentaire, sous peine d'être durement châtiés par la nature à chaque écart. C'est pourquoi il est très important pour chacun de se rendre compte des aliments qu'il doit éviter.

Certaines substances sont généralement malsaines, d'autres sont pernicieuses seulement lorsque ceux qui les absorbent sont mal disposés, d'autres enfin n'exercent une influence fâcheuse que sur certaines personnes d'un tempérament particulier. La nature se charge elle-même de nous indiquer, par l'expérience, cette dernière classe d'aliments ; aussi, chaque fois que nous en rencontrons un, devons-nous le noter avec soin pour nous en abstenir religieusement.

Les différentes sortes de cuisson des aliments sont autant de questions très importantes et feront probablement le sujet d'un volume futur de cette série. Pour le moment, je veux seulement faire remarquer que les aliments bouillis, viandes, poissons, etc., sont plus faciles à digérer mais moins nourrissants. Les mets grillés ou rôtis sont de digestion agréable, tandis que la friture est si malsaine, que la raison et la révélation doivent être d'accord pour en attribuer l'invention à l'antique ennemi du genre humain.

Parmi les inventions des cuisiniers qui sont particulièrement aptes à devenir des causes d'indisposition ou de maladie, on peut citer, la salade de homard, les huîtres frites, les œufs durs, le porc sous un certain nombre de formes, les concombres conservés, les plats trop sucrés et les sauces ou les jus épicés.

Les personnes qui ne sont pas cuirassées de fer au dedans et au dehors, et qui jouent avec leur santé et leur vie, en allumant du feu avec de l'essence, en jouant avec des armes à feu chargées, ou en mangeant ce qu'on appelle des friandises, finissent par trouver ce qu'elles cherchent, et par dissiper leur patrimoine.

Celui qui a donné les notions les plus exactes sur la facilité plus ou moins grande avec laquelle les aliments se digèrent, est un Canadien nommé Saint-Martin qui, ayant reçu dans le côté une balle qui avait pénétré dans son estomac, guérit, sans que le trou se refermât complètement, de telle sorte qu'on pouvait, sans difficulté, suivre toutes les phases de ses digestions. Voici le résultat de quelques-unes de ces observations : le riz bouilli était digéré en une heure, les œufs fouettés ou crus en une heure et demie ; l'agneau, les pommes de terre cuites au four, la fricassée de poulet en deux heures ou deux heures trois quarts ; les œufs à la coque, les huîtres, le roastbeef, le pain beurré environ en trois heures, les œufs durs en trois heures et demie, le bœuf salé et le porc en quatre heures et un quart. Cependant ces règles ne sont pas absolues. Le plus ou moins de rapidité de la digestion dépend beaucoup des conditions dans lesquelles le corps se trouve. Ainsi, l'influence de l'exercice a été démontrée d'une façon très curieuse par l'expérience si connue faite par sir John Hunter. Il fit manger à deux chiens la même quantité de nourriture, emmena l'un deux chasser le lièvre et laissa l'autre couché et endormi dans sa niche. Au bout d'une heure, il les fit tuer tous deux, on les ouvrit, la nourriture était restée intacte dans l'estomac du premier, de celui qui s'était livré à un exercice violent, tandis que la digestion était presque terminée chez le second, à ce point qu'une partie des aliments était déjà passée dans les boyaux. D'après cette expérience, nous pouvons affirmer dogmaticalement, qu'un exercice violent n'est pas favorable à la digestion, et que par conséquent on ne doit pas s'y livrer après un repas copieux, et *vice versâ*.

La salle à manger doit être la pièce la plus chaude de la maison et parfaitement ventilée. On doit éviter toute contention vive et tout travail d'esprit, aussi bien que tout exercice du corps immédiatement avant, pendant, et une demi-heure après un repas abondant. A la suite d'une collation légère, on peut avantageusement prendre un exercice modéré, tel que la promenade ou un travail peu fatigant. La violation de ces règles n'est pas toujours punie promptement, mais le moulin de la déesse Hygie, comme ceux de ses frères et sœurs de l'Olympe, moud lentement, mais excessivement fin, et si dans cette circonstance la farine qu'il produit est une dyspepsie, il vaudrait mieux pour la victime qu'elle ne fût jamais née.

A de rares exceptions près, on ne peut pas bien se porter lorsqu'on est atteint de constipation, ce qui est plus général qu'on ne croit. Les maladies de foie, la dyspepsie, la migraine, le vertige et cette maladie si désagréable qu'on appelle les hémorroïdes, ne sont que quelques-uns des résultats directs de la constipation qui est la source d'une foule de misères corporelles.

Je crois fermement que si précieuse que soit l'éducation classique complète, elle peut moins pour la santé, le bonheur et le succès dans la vie d'un homme, que l'habitude prise d'aller régulièrement chaque matin à la garde-robe. Quand une fois cette habitude est bien établie, il ne faut jamais, absolument jamais, permettre qu'elle s'interrompe. Lorsque l'on se sent atteint de constipation, il faut s'efforcer d'en triompher par un régime alimentaire laxatif, tel que du pain de son, des fruits frais ou secs, et un exercice suffisant. Si cela ne suffit pas, il faut avoir recours à l'emploi de purgatifs salins légers, tels que de l'eau de Saratoga et de Friedrichshall, ou à la rhubarbe et à l'usage des lavements, car, entre deux maux, il faut choisir le moindre.

Les aliments accessoires, parmi lesquels il faut ranger le thé, le café, le cacao et les stimulants alcooliques, bien qu'ils ne fournissent qu'une très petite somme de matière nourrissante, sont cependant précieux, soit pour conserver les forces, soit pour communiquer temporairement au corps, un excès de vigueur pour accomplir quelque travail inusité. La plus large majorité de la famille humaine fait usage des trois premiers et en retire, à un degré marqué, un plaisir et un avantage. Mais d'un autre côté, beaucoup de personnes, parmi lesquelles il faut compter les adolescents et surtout les enfants, se trouvent certainement mieux de n'en pas faire usage. On ne peut pas déterminer sûrement à l'avance, à laquelle de ces deux catégories telle personne appartient. La seule règle que chacun puisse suivre individuellement, c'est de procéder par des essais graduels en commençant par une petite quantité pour arriver à une dose modérée. A ce propos, et mon observation s'applique à toutes les recherches diététiques, on doit s'en tenir, dans de semblables expériences, au premier, au second ou au plus au troisième essai intelligemment fait et décisif.

Les arguments pour ou contre l'absorption des alcools — eau-de-vie, rhum, genièvre, vin, ale, bière — sont trop multipliés pour que je puisse les répéter ici. Pour ma part, je ne doute pas que les maux qui résultent de l'intempérance, n'excèdent de beaucoup les effets salutaires d'un usage modéré de l'alcool. J'apprécie hautement et j'admire ce Brahmine philanthrope qui se proposait récemment de convertir le monde chrétien au boudhisme, pour le préserver de ce vice bestial si fréquent, l'empoisonnement par l'ivrognerie. A tous ceux qui me demanderaient un conseil avec l'intention de le suivre, je dirais : N'avalez jamais une goutte d'alcool sous aucune forme, sans une ordonnance formelle et écrite d'un médecin recommandable.

Le tabac est un objet de pur luxe, à moins que, comme cela arrive pour d'autres poisons, et comme de Quincy l'a observé pour l'opium, une longue habitude n'en ait fait une nécessité. Il ne contribue en rien à l'entretien du bien-être physique du corps. Il ne doit donc pas avoir sa place parmi les éléments du régime alimentaire. Sans doute le tabac peut exercer un effet sédatif et calmant sur le système nerveux en général, mais la plupart des gens feront mieux de s'en passer, car pour un nombre considérable de personnes, le tabac produit rapidement des effets nuisibles. Si par application du principe, « enfant brulé craint le feu », on faisait faire aux jeunes gens leur premier essai en leur donnant à fumer un ou deux cigares très forts, les manufactures de tabac feraient de moins bonnes affaires qu'aujourd'hui.

La mastication complète des aliments est d'une importance vitale telle pour la conservation de la santé et la durée de la vie, que je ne puis m'abstenir de dire quelques mots sur les soins à donner aux dents, bien que les moyens à employer pour les conserver doivent faire le sujet d'un des volumes séparés de notre collection de livres hygiéniques.

Si les dents ne sont pas soigneusement nettoyées après chaque repas, en les brossant par exemple avec de l'eau pure et du savon fin, elles se couvrent plus ou moins, surtout près de leur jonction avec les gencives, d'un dépôt brun ou jaune de tartre, qui, outre qu'il est une malpropreté, est considéré comme un agent de détérioration de l'émail ou de la dentine.

L'odeur répugnante qu'exhalent parfois les plus jolies bouches où il se trouve des dents gâtées, les douleurs atroces du mal de dents, la difformité du visage qui résulte de l'extraction des dents que l'habileté merveilleuse des dentistes les plus exercés ne parvient pas toujours à sauver, ne sont que des maux légers, comparés aux ravages produits sur la santé par la perte ou la détérioration de l'appareil de mastication que nous avons reçu de la nature.

Il faut éviter de brosser les dents avec trop de force et spécialement avec les dentifrices détersifs qui irritent les gencives et entament l'émail qu'ils devraient préserver. Il ne faut jamais briser des corps durs avec ses dents, ni s'en servir comme de casse-noisettes, de ciseaux, de pinces, ou d'autres instruments de charpentier. On ne doit jamais les mettre en contact, avec des boissons très froides ou très chaudes, surtout successivement. Les acides, le vinaigre fort, les sirops, les sucreries sont nuisibles aux dents; il faut éviter de .es laisser en contact avec ces substances.

CHAPITRE XI

SOPHISTICATIONS DES ALIMENTS ET DES BOISSONS, LES MOYENS DE LES DÉCOUVRIR

Quand nous considérons qu'un homme, dans les conditions ordinaires, introduit chaque année dans son estomac, environ 110 kilogrammes de viande, 240 kilogrammes de pain, 125 kilogrammes de pommes de terre et de légumes, 45 kilogrammes de beurre, d'huile et de graisse, 750 litres de thé, de café, de vin, d'eau ou d'autres liquides, il nous est facile de nous rendre compte du danger que la sophistication ou les impuretés des aliments, même dans une très faible proportion, nous font courir, et combien l'art de reconnaître et d'éviter les aliments et les boissons contenant des substances nuisibles, est indispensable à tous ceux qui veulent jouir d'une bonne santé et atteindre la vieillesse.

Il est bon d'observer d'abord, que peu importe qu'une substance ait été adultérée volontairement dans un but de fraude, ou par l'effet de la négligence et de

7.

l'ignorance. Son action, dans un cas comme dans l'autre, sera la même sur celui qui l'absorbera, et conforme aux lois inexorables de la physiologie. La nature ne s'inquiète pas de l'intention, elle punit les erreurs produites par une ignorance naïve, aussi lourdement — quelquefois elle va jusqu'à appliquer la peine de mort — que celles qui sont le résultat du plus odieux des crimes.

Certaines falsifications, les plus ingénieuses, de la nourriture ou de la boisson, ne peuvent être découvertes avec certitude, que par une analyse complète, chimique et microscopique. En Angleterre, dans certaines parties des Etats-Unis, dans quelques villes de France, et cela devrait exister partout, le gouvernement nomme des chimistes, des microscopistes chargés d'examiner officiellement les substances suspectes mises en vente sur les marchés. Il est d'autres adultérations qu'il est au contraire facile de découvrir à l'aide d'appareils et de procédés simples, peu coûteux, et sans qu'il soit besoin pour cela de connaissances techniques. Ce sont ces dernières que je me propose d'exposer brièvement dans ce chapitre.

La farine de froment est très souvent adultérée largement avec de la farine de riz, de pommes de terre, de pois, de fèves, d'orge et d'avoine. Ces mélanges qu'un examen microscopique fait promptement reconnaître, ont pour unique effet de diminuer la valeur nutritive du produit. Mais il y a d'autres adultérations beaucoup plus dangereuses. Ainsi les boulangers malhonnêtes mélangent de l'alun à la fleur de froment, soit pour rendre le pain plus blanc, soit pour tirer un parti avantageux et lucratif de farines provenant de blés maigres ou avariés. En Europe, on emploie souvent dans le même but le sulfate de cuivre (vitriol bleu).

La présence de l'alun dans le pain et dans la farine de boulanger, se reconnaît rapidement à la couleur pourpre foncé qu'elle produit lorsqu'on en jette une pincée dans une solution faible de bois de campêche qu'on peut se procurer, pour quelques centimes, chez le premier droguiste venu.

Il y a un certain nombre d'années, des provinces européennes entières étaient ravagées par des épidémies provenant de l'ergot, caractérisées par la perte des doigts des pieds et des mains chez ceux qui en étaient atteints. Cette maladie provenait du pain fait avec de la farine de seigle ergotée.

Quelquefois, les ouvriers peintres, plombiers, ou appartenant à d'autres corps d'état qui manient le plomb, souffrent des symptômes de l'empoisonnement par le plomb, tandis que les colleurs de papier éprouvent les symptômes de l'empoisonnement par l'arsenic, uniquement parce qu'ils ont négligé, avant de manger et de manier leur pain et leurs aliments, de nettoyer leurs mains et d'enlever les particules métalliques qui peuvent y être restées attachées. Si l'injonction de Moïse « défendant aux Hébreux de manger sans s'être lavés les mains » était partout respectée, de tels dangers ne seraient pas à redouter. Du reste, une partie des édits de l'ancien législateur juif avaient pour base la science hygiénique, et si nous considérons combien peu la civilisation était avancée à l'époque où il vivait, c'est-à-dire il y a près de quatre mille ans, nous ne pouvons nous empêcher de rendre hommage à sa haute sagesse.

Le beurre est rarement mélangé avec des substances nuisibles, mais les graisses animales purifiées, connues sous les noms de butterine, oléo-margarine, etc., sont très souvent mêlées aux qualités inférieures de beurre. Ces adultérations, bien que répugnantes pour les goûts raffinés, ne peuvent avoir d'influence sur la durée de la vie.

Le lait, au contraire, est très souvent l'objet de sophistications dangereuses. Lorsqu'on réfléchit que cette substance sert de nourriture principale aux enfants, pendant leurs premières années, à une époque où leur force de résistance aux influences mauvaises et leur énergie vitale sont des plus faibles, on comprend de quelle importance capitale est la question de savoir comment on peut prévenir absolument toute espèce de fraude sur cet objet.

Les marchands de lait, de nos jours, exterminent par milliers les enfants de deux ans et au-dessous, avec du lait étendu d'eau, du lait sophistiqué, du lait souillé des germes empoisonnés de la fièvre scarlatine, de la fièvre typhoïde et d'autres maladies variées, j'en ai fait ailleurs la remarque. Il me semble qu'il doit suffire de faire voir clairement le danger de ce mode de propagation des maladies, pour que les législateurs prennent enfin des mesures énergiques pour mettre un terme à cet abominable trafic du lait impur qui, chaque année, coûte la vie à tant de milliers d'enfants tendrement aimés.

Le lait des vaches nourries à l'étable, qui sont généralement malades et souvent atteintes de consomption, est, cela est prouvé, tout à fait malsain. Les récentes études sur l'inoculabilité et la communicabilité de la consomption, de la scrofule et des maladies tuberculeuses, doivent le faire absolument rejeter comme une des causes probables de ces terribles maladies qui, dans quelques-uns des climats tempérés, font périr environ le tiers des habitants.

En Angleterre, nombre d'épidémies largement répandues de fièvre scarlatine et de fièvre typhoïde, ont eu pour véhicule certain du lait souillé par les germes de ces maladies. Voici une observation qui le prouve: Un certain nombre de cas de fièvre typhoïde vinrent frapper successivement les clients d'un marchand de lait. A la longue, on fit des recherches et on arriva à découvrir que le lait qu'il fournissait était mélangé avec de l'eau d'un puits souillé par la proximité d'une fosse contenant des déjections de malades atteints de cette maladie.

L'usage du lait mélangé avec de l'eau, tel qu'on l'emploie généralement dans les villes n'a pas d'effet dangereux, si la vache dont il provient est en bonne santé, et si l'eau qu'on y introduit n'est pas malsaine. La seule conséquence du mélange, c'est que les propriétés nutritives du lait sont proportionnellement diminuées. Cette sophistication peut, dans la plupart des cas, être reconnue au moyen du lactomètre, instrument destiné à déterminer la pesanteur spécifique du lait, qui se trouve réduite par l'addition d'eau pure. Mais des laitiers industrieux rétablissent fréquemment cette pesanteur spécifique, en faisant dissoudre dans le mélange, du sel ou du sucre, de telle sorte, que la fraude ne peut plus être découverte par le pèse-lait. Plusieurs indispositions enfantines sont certainement causées par l'absorption de lait aigri par la présence de certains fungus infiniment petits qui s'y développent très rapidement dans les appartements chauffés, ou pendant les chaleurs de l'été. Ce danger, aussi bien que celui qui résulte de l'emploi de lait étendu d'eau, peut être évité par l'emploi de lait condensé qui est si utile pendant les voyages. Mais il faut avoir la précaution de faire bouillir l'eau un moment avant de la mélanger au lait condensé, afin de détruire autant que possible les germes de maladie qu'elle pourrait contenir. Lorsqu'on fait un usage constant du lait condensé, il faut bien prendre garde si l'on n'éprouve pas quelques-uns des symptômes de l'empoisonnement par le plomb, à cause des soudures des boîtes de zinc dans lesquelles on le vend. Il faut surtout exercer cette surveillance sur les jeunes enfants qui sont plus sensibles que d'autres aux effets de ce métal.

Les premiers symptômes d'empoisonnement sur le plomb sont généralement des coliques, des douleurs abdominales et une constipation obstinée.

Une commission de médecins de Boston a constaté, il y a quelques années, qu'on avait vendu plus de sept millions et demi de litres d'eau pour du lait dans leur ville, pendant une seule année, et que les consommateurs abusés avaient ainsi payé deux millions cinq cent mille francs pour un liquide sans valeur. Elle a établi en outre que cette eau n'était probablement pas pure, mais avait dû être prise dans les ruisseaux et dans les puits souillés par des germes de fièvre typhoïde et d'autres maladies qui se sont répandues parmi ceux qui ont bu ce lait sophistiqué. Elle a relevé dans vingt différentes familles trente-quatre cas de fièvre thyphoïde causés par l'absorption de ce lait mélangé avec de l'eau d'un puits situé près d'un égout. Elle termine en déclarant que la grande mortalité des enfants par le choléra infantum doit être attribuée, pour une large part, au lait étendu d'eau souillée.

Les viandes de différentes natures sont rarement sophistiquées, mais on y peut découvrir, dans certains cas, la présence de parasites, tels que la trichine et la larve du ver solitaire qui sont la source de maladies cruelles; nous nous en occuperons dans un des chapitres suivants. Le danger le plus grand, en ce qui concerne la viande et surtout le poisson, provient de ce que l'on en fait parfois usage alors qu'ils commencent à se décomposer, ce que l'odorat suffit à faire reconnaître. Lorsqu'il y a doute, il faut prendre un morceau de la viande suspecte, le couper en petites parcelles et verser dessus un peu d'eau chaude ; si la décomposition est réellement commencée, la vapeur qui s'en exhalera aura une odeur désagréable.

On reconnaît si un œuf est bon, en le mettant dans une forte saumure faite avec trente grammes de sel de table et trois cents grammes d'eau. Si l'œuf est sain, il descend au fond ; dans le cas contraire, il surnage.

Le thé est fréquemment sophistiqué avec des feuilles d'autres plantes, et même avec de vraies feuilles de thé que l'on a fait sécher après qu'elles ont déjà perdu une partie de leur vertu par une première infusion. Le thé noir est souvent coloré avec du noir de plomb qui, n'étant en réalité composé uniquement que de charbon ou de noir de fumée et ne contenant pas de plomb, est inoffensif. Le thé vert doit souvent son vernis et sa teinte à un mélange de bleu de prusse, d'indigo et d'encre de Chine, qui, s'il n'est pas vénéneux, est tout au moins indigeste et tout à fait déplacé dans un article de nourriture.

Le café est principalement adultéré avec de la chicorée, des pois, des fèves, des glands torréfiés, et de la sciure de bois fine. On peut se mettre à l'abri de ces fraudes en achetant toujours son café en grains, soit verts, soit brûlés.

En ce qui touche les condiments, je me contenterai de mentionner le poivre de Cayenne, auquel on mélange la poussière d'un sel de plomb rouge extrêmement dangereux ; le vinaigre qu'on fabrique souvent avec de l'huile de vitriol étendue de beaucoup d'eau et parfumée avec un peu de vrai vinaigre de cidre ou de vin, pour lui donner son odeur propre. Un vinaigre ainsi sophistiqué, lorsqu'on en fait usage pendant un assez long temps, peut amener la diarrhée, la dysenterie et l'ulcération des intestins. On le reconnaît, lorsqu'on l'examine au microscope, ou avec un verre grossissant, à la rareté des petites anguilles du vinaigre naturel et par le précipité blanc abondant qui s'y forme lorsqu'on verse dans un échantillon suspect quelques gouttes de chlorure de barium.

Les exemples d'empoisonnements sérieux et même mortels, causés par du poisson éventé, des huîtres, des moules, des crabes, etc. et de la charcuterie faite depuis trop longtemps, doivent nous enseigner à rejeter tout aliment de ces différents genres, si nous n'avons pas la certitude qu'ils sont frais et dans de bonnes conditions.

Mon savant ami le professeur E. R. Squibb, docteur médecin de Brooklin New-York, a traité ces questions dans une monographie intitulée: « *Projet de loi sur les adultérations des aliments et des produits pharmaceutiques.* » J'espère que sa proposition très bien étudiée passera promptement dans les législations des divers États.

On se sert encore trop souvent, bien que l'emploi en soit moins fréquent depuis qu'on en a reconnu les dangers, de chaudières en cuivre ou en airain pour faire cuire les confitures. C'est un usage auquel on doit renoncer.

On fait souvent aussi les cornichons et les pickles dans des récipients de même métal, dans le but de leur donner une belle couleur verte due à l'action empoisonnée de l'acétate de cuivre ou vert-de-gris, produit par le contact du vinaigre avec ce métal; c'est une méthode extrêmement dangereuse. Les petits pois conservés doivent souvent leur belle et fraîche teinte à un sel de cuivre. Aussi ne doit-on en manger qu'avec précaution et même s'en abstenir totalement.

Les acides des fruits conservés sont généralement aptes à décomposer le plomb qui se trouve dans la soudure des boîtes dans lesquelles ils sont renfermés, et peuvent donner les coliques de plomb aux personnes qui absorbent ces friandises.

CHAPITRE XII

L'EXERCICE

L'exercice, dans la signification stricte du mot, est l'accomplissement, par chacun des organes du corps, de la fonction qui lui est propre. C'est ainsi que la digestion est l'exercice de l'estomac, et la production de la bile l'exercice du foie. Mais dans son acception usuelle, ce mot signifie l'action des muscles qui agissent sous l'impulsion et le contrôle de notre volonté ; c'est dans ce sens que nous l'employons ici.

Du moment où il est prouvé que, non seulement la circulation du sang, mais encore la formation des éléments qui le composent, l'élimination des parcelles hors d'usage sont puissamment et, règle générale, favorablement influencées par l'action des muscles soumis à notre volonté, il est évident que, si ces muscles restent inactifs, la santé doit inévitablement en souffrir et même être détruite.

L'effet le plus important de l'exercice se manifeste dans les poumons, où le sang est amené par la circuation en plus grande abondance. La conséquence de cet influx plus puissant du sang veineux dans les cellules à air, pour y être oxygéné, est une large augmentation dans la quantité d'air inspiré et dans celle de l'acide carbonique exhalé. Il paraît résulter des expériences de quelques physiologistes, que la quantité inusitée d'acide carbonique rejeté au dehors des poumons à la suite d'un violent exercice, existait réellement dans les muscles mis en activité. C'est le mouvement qui a favorisé sa dissolution rapide dans le sang, et c'est grâce à lui qu'il a été apporté par la circulation dans les cellules d'air des poumons et rejeté au dehors. Lorsque cette élimination ne s'accomplit pas avec une rapidité suffisante, la substance musculaire devient comme oppressée par cet acide carbonique vénéneux, et se débilite graduellement jusqu'à perdre toute puissance. On a souvent l'occasion de le remarquer chez les ouvriers qui sont forcés de se livrer à un travail musculaire violent dans un espace resserré où l'air ne se renouvelle que difficilement.

Lorsque, pour une raison quelconque, de façon ou d'autre, la quantité de carbone nécessaire aux muscles n'est pas complète, ou lorsque les parties de carbone rejetées ne sont pas dissoutes dans les veines, portées dans les poumons et de là rejetées au dehors, la force du ou des muscles ainsi appauvris ou surchargés est bientôt perdue. Aussi, pendant que l'on se livre à un exercice violent, faut-il éviter de porter aucun vêtement qui gêne les mouvements de la poitrine et le jeu des poumons. Il faut aussi avoir soin de prendre des aliments qui contiennent une proportion suffisante de carbone. L'expérience a démontré que, dans ce cas, il vaut mieux l'absorber sous forme de matières grasses que de fécules. En outre, comme l'alcool a une tendance à diminuer la quantité d'acide carbonique rendue par les poumons, il faut éviter d'absorber, sous aucune forme, eau-de-vie, genièvre ou vin, pendant qu'on tient ses muscles en activité.

L'exercice musculaire augmente rapidement la force et la fréquence des pulsations du cœur, et, par conséquent, la circulation du sang à travers toutes les parties du corps. Le nombre des pulsations du cœur peut être élevé, de 70 pulsations, moyenne normale, jusqu'à 90, 100 et même 120 pulsations à la minute. Mais après la cessation du mouvement, les battements du cœur tombent au-dessous du chiffre normal, et si l'exercice a été très rude ou trop prolongé, les pulsations peuvent descendre jusqu'à 40 par minute, et même devenir intermittentes.

L'ascension d'une pente escarpée, ou même d'un long escalier fait supporter au cœur un effort considérable et est susceptible, si on le répète souvent, d'occasionner une maladie de cœur, ainsi du reste que tout exercice trop violent. On a vu se produire, sous l'influence de fatigues excessives, la rupture d'une des parties du cœur. Les décès survenus dans de telles circonstances sont très rares dans la vie réelle, et le « cœur qui se brise » n'est, en réalité, terrible et fatal le plus souvent qu'aux héros et aux héroïnes de roman. Néanmoins, l'exercice exagéré, spécialement l'ascension des montagnes, donne souvent naissance à des palpitations, à un élargissement ou à une affection des valves du cœur.

D'un autre côté, le manque d'exercice peut donner lieu à un affaiblissement de l'action du cœur, par la dilatation et l'amincissement de ses parois, ou bien — ce qu'on observe souvent — par la dégénérescence graisseuse de sa structure musculaire.

Les crabes que l'on trouve dans la caverne de Mammoth nous montrent, d'une façon saisissante, le résultat de l'absence d'exercice des facultés, soit mentales, soit physiques dont nous sommes doués. Les crabes de la même espèce que l'on trouve hors de la caverne, possèdent une paire d'yeux perçants placés sur deux tiges mobiles, qui leur permettent d'étendre merveilleusement leur vue autour d'eux. Les crabes de la caverne, au contraire, qui vivent dans une obscurité complète, ne faisant aucun usage de l'organe de la vision, en sont punis par la perte complète de leurs yeux, bien qu'ils aient conservé les tiges qui, dans les générations précédentes, les portaient, et qui sont restées plantées sur leur tête, dans la même position.

Un exercice musculaire violent augmente l'afflux du sang dans les petits vaisseaux qui aboutissent à la peau et produit une transpiration abondante, double ou triple de ce qu'elle est ordinairement. Tant que l'exercice dure, les refroidissements ne sont pas à craindre, mais, dès qu'il cesse, ou pendant les intervalles de repos, la peau doit être chaudement couverte pour prévenir la moindre sensation de froid à sa surface. La flanelle est le meilleur tissu qu'on puisse employer dans ce but.

Un exercice modéré rend les muscles qu'on exerce plus épais, plus résistants et plus aptes à répondre plus promptement et mieux aux désirs de notre volonté. Mais si l'exercice est trop prolongé ou excessif, l'effet contraire se produit, les muscles s'amollissent et dépérissent. Ce fait nous donne un moyen d'apprécier si nos travaux habituels ou nos exercices de sport athlétique dépassent nos forces physiques, et de proportionner les uns aux autres.

Les anciens athlètes, coureurs, gladiateurs, etc., en Grèce et à Rome, étaient renommés pour leur stupidité proverbiale. Cela prouve jusqu'à l'évidence que la culture exagérée des forces physiques arrête ou prévient toute activité mentale un peu développée, sans doute parce que le fluide nerveux est en partie distrait du cerveau pour être porté sur les muscles les plus durement exercés. Ceci me paraît d'autant plus vrai, qu'il est démontré que l'absence d'exercice physique augmente, à un très haut degré, la sensibilité du système nerveux, produit généralement une sorte d'irritabilité nerveuse et une sensibilité plus grande à l'action des influences externes de toute nature.

L'appétit et spécialement le désir de manger de la

viande et des aliments gras sont largement stimulés par l'exercice. Par contre, le manque d'activité entraîne le dégoût de la viande et des aliments gras, en même temps que peu de désir de consommer des matières féculentes et sucrées.

Le lecteur se demandera sans doute quelle est la somme d'exercice qu'un homme en bonne santé doit prendre chaque jour pour entretenir son corps dans les meilleures conditions de santé. Cette question est des plus importantes, car il est certain que la plus grande partie des hommes commettent à cet égard les erreurs les plus grossières, surtout dans le sens du manque d'exercice.

D'après le défunt professeur anglais Parkes, une des plus éminentes autorités dans la science de l'hygiène, on peut évaluer qu'un jour entier de travail d'un homme vigoureux, d'une santé parfaite, et occupé activement en plein air, équivaut à l'action de lever 300 tonnes à un pied de hauteur, ce qui est la même chose que de lever une tonne à 300 pieds de hauteur. Ceci représente une journée de dur labeur; aussi pouvons-nous, pour notre évaluation, estimer que l'exercice que doit prendre quotidiennement un homme en bonne santé, doit être l'équivalent de la moitié du chiffre que nous avons indiqué, soit l'action d'élever une tonne à 150 pieds ou 150 tonnes à un pied de hauteur.

On a calculé que pour un homme du poids de 70 kilogrammes l'équivalent de cet exercice nécessaire, consisterait à faire en marchant, 13 kilomètres 600 mètres sur une route unie et horizontale. Si nous supposons maintenant que la dépense de force qu'il fait chaque jour, en montant les escaliers, en allant et venant dans son habitation, équivaut à une marche de 4 kilomètres, il n'aura plus à faire, chaque jour, qu'une promenade d'environ 9 kilomètres 6 hectomètres qui n'a rien d'exagérée pour tout homme vigoureux qui désire vivre longtemps et jouir, jusque dans sa vieillesse, d'une bonne santé.

Pour les femmes d'une force moyenne, un exercice à pied moins long, une promenade d'environ 5 à 6 kilomètres par jour suffit généralement. Il n'est pas douteux que les brillantes complexions, les robustes santés, la jeunesse prolongée des dames anglaises, sont dues, pour la plus large part, à l'habitude constante, et, selon l'opinion de la plupart des Américains, exagérée, de faire au dehors des promenades fort longues. Beaucoup de jeunes femmes anglaises entreprennent sans hésitation pendant l'après-midi, une promenade de 16 kilomètres, sans autre besoin pressant que celui de prendre un exercice salutaire.

Des expériences continuées pendant plusieurs siècles dans les grandes universités d'Oxford et de Cambridge ont prouvé que les écoliers les plus infatigables font des progrès bien plus rapides dans leurs études, lorsqu'ils prennent deux heures sur leurs quatorze ou seize heures de travail, pour les consacrer à quelques exercices musculaires, tels que la promenade, le cricket ou le canotage, que lorsqu'ils consacrent tout leur temps au travail mental, sans en réserver une portion raisonnable pour exercer leurs muscles.

J'ai fait remarquer plus haut que la quantité d'acide carbonique éliminée par les poumons est à peu près en relation constante avec la somme de travail musculaire accomplie. C'est là un moyen excellent de mesurer l'utilité et la bonté relative de chaque genre d'exercice au point de vue du maintien de la santé. Si nous considérons que la quantité d'air inspiré pendant que nous sommes couchés, et nécessaire pour chasser l'acide carbonique formé, peut être considérée comme une base et comptée comme un, nous pouvons montrer, par une expérience facile à faire, que la position verticale élève la quantité d'air inspiré à 1,33'. Une promenade à pas lents, avec une vitesse de 1,600 mètres à l'heure, double environ ce chiffre. Une marche plus rapide, sur le pied de 6 kilomètres à l'heure, fait pénétrer dans les poumons cinq fois plus d'air qui élimine l'acide carbonique, et une promenade à cheval environ quatre fois plus.

Bien que je recommande vivement à mes lecteurs d'augmenter la somme d'exercice pris en plein air, comme un des meilleurs moyens de restaurer ou d'entretenir la santé, je dois cependant leur prescrire, par contre, de ne pas modifier trop brusquement ou trop fortement leurs habitudes sur ce point. De plus, c'est une très grande erreur, au point de vue de l'hygiène, que d'augmenter la somme d'exercice physique, alors qu'on est surchargé de travaux intellectuels et sans diminuer d'une façon correspondante la somme de ces derniers, et *vice versâ*. Très souvent, c'est seulement en laissant le cerveau en repos pendant qu'on exerce les muscles plus longuement et plus fortement, que la balance indispensable entre les deux actions se rétablit, et que la santé se restaure ou se conserve.

La somme d'exercice dans l'enfance et dans la jeunesse doit être soigneusement réglée, d'autant plus que souvent des enfants ambitieux dépassent de beaucoup leurs forces pour éviter d'être surpassés par des compagnons plus robustes ou plus âgés. Les mouvements incessants des membres des bébés montrent combien, dans l'enfance, l'instinct de la nature réclame impérieusement l'exercice musculaire. Un bébé semble joyeux lorsqu'il met en mouvement tous les muscles de son corps, et souvent la seule chose qui paraisse lui causer un certain malaise est le désappointement qu'il éprouve à ne pouvoir résoudre avec ses bras, ses jambes, sa tête et tout son corps le problème du mouvement perpétuel.

Aussi est-il important de ne pas restreindre les mouvements des enfants, et de prendre soin que leurs vêtements ne soient pas assez serrés pour entraver la liberté de leurs membres. Les cris mêmes qu'ils poussent ne sont souvent, pour eux, qu'un moyen pratique d'exercer les muscles de leur poitrine, aussi lorsqu'ils n'ont rien d'exagéré, faut-il se garder de tenter de les faire taire. Lorsque les bébés commencent à marcher, le genre d'exercice que l'on doit les encourager à prendre pendant un an ou deux, doit être dirigé en vue du développement de l'ossification, surtout en ce qui concerne les os des jambes qui, sans ces précautions, pourraient se courber sous le poids du corps et rester difformes à jamais.

Durant l'enfance et la jeunesse, tous les efforts doivent tendre à exercer, chacun à son tour, tous les muscles vraiment importants du corps, afin d'assurer leur développement complet et symétrique et, par conséquent, une robuste santé. Pour arriver à ce but, des exercices gymnastiques convenablement réglés pour les demoiselles, et tous les genres de sport, canotage, natation, courses, sauts, équitation pour les adolescents et les jeunes gens, sont d'une importance vitale.

Ce qui diminue malheureusement les bienfaits des exercices gymnastiques pour les jeunes filles, c'est qu'elles passent généralement leur temps dans des chambres fermées, ou dont les fenêtres ne sont ouvertes que quelques minutes par jour. Or, la statistique démontre que les personnes exerçant une profession sédentaire en plein air, telles que les marchandes de pommes, jouissent, en général, d'une meilleure santé que celles qui prennent beaucoup d'exercice dans l'intérieur d'une maison. Cet inconvénient pourrait être évité à très peu de frais et sans beaucoup de peine, et j'espère qu'il en sera bientôt ainsi dans toutes les écoles bien conduites.

L'exercice corporel, aussi bien que le travail mental, doivent être réglés avec un soin spécial chez les jeunes filles, à l'époque de la puberté, alors que le changement qui s'opère dans leur constitution, pendant cette période momentanée, peut rendre leur manière de vivre habituelle, dangereuse. En cas de doute, il faut toujours prendre et suivre rigoureusement les avis d'un médecin, afin d'éviter que les bases de la santé future ne soient troublées et compromises par un excès intempestif de travail physique ou intellectuel. Les mêmes règles de prudence sont applicables aux garçons pendant leur croissance, mais à un degré moindre.

Lorsqu'on n'emploie pas une gymnastique raisonnée, il faut avoir soin, dans les exercices musculaires variés auxquels on se livre, que, même lorsqu'on devient adulte, chacune des différentes parties du corps ait le bénéfice de la mise en action. Dans le saut, la promenade, la course, ce sont les muscles des jambes et des reins qui sont principalement mis en mouvement, tandis que ceux des bras et des épaules n'agissent que très peu. Au contraire, dans le canotage, la boxe, l'escrime ce sont les muscles supérieurs. Dans la natation, l'équitation, l'action de grimper, l'effort est plus également répandu entre les principaux muscles de la charpente.

Dans la vieillesse, le pouvoir aussi bien que le désir

de se livrer à des exercices violents se perdent graduellement, et il faut souvent employer les représentations les plus énergiques pour reculer la période où le vieillard n'agit plus et reste immobile dans un fauteuil ou dans un lit. Il faut éloigner aussi longtemps que possible cet état déplorable, et employer tous les moyens pour forcer le vieillard à ne pas négliger d'exercer régulièrement le peu de forces physiques qui lui restent, si faibles qu'elles puissent être.

CHAPITRE XIII

LE SOMMEIL

« Dieu bénisse celui qui, le premier, inventa le sommeil ! » s'écriait Sancho Pança ; et à travers, les âges, toutes les nations du globe ont fait écho à cette ardente bénédiction adressée à l'auteur de cet inestimable bienfait. Un physiologiste a pu dire récemment, avec raison, que le médecin qui, le premier, découvrira la vraie cause du sommeil et le moyen de se le procurer à volonté, peut compter sur l'immortelle reconnaissance de l'humanité.

La nécessité du repos est éprouvée par tout être animé, et se manifeste non seulement dans la vie générale de l'organisme entier, mais dans la vitalité partielle de chacun des sens dont chaque animal est doté. Le sens du toucher, par exemple, si fin qu'il puisse être d'abord, s'émousse par un exercice continu, et ne peut reprendre sa première finesse de perception, qu'après être resté, pendant une certaine période de temps, dans un repos complet, sans être appelé à se mettre en contact avec aucun des objets extérieurs qui ont la faculté de le mettre en éveil et d'exercer son action. Il en est ainsi de la vue, de l'ouïe, de l'odorat, du tact, de la puissance musculaire, du pouvoir mental. Tous cessent de répondre aux stimulants externes, s'ils sont excités d'une façon trop continue, tous ne peuvent regagner leur susceptibilité que par le repos.

Le repos peut être partiel ou général. Ainsi, lorsqu'un comptable, après six ou huit heures de travail mental et d'attention soutenue, ferme ses livres et fait une promenade rapide d'une heure au moins (ce qu'il doit faire chaque jour soir et matin), il donne un repos partiel à son esprit, pendant que, par contre il exerce et fatigue à leur tour les muscles de ses jambes qui se sont reposés pendant toute la journée.

Chaque être humain a besoin d'intervalles périodiques de détente générale, durant lesquels le pouvoir intellectuel pas plus que la force physique ne doivent agir. Ce repos général de tous les organes et de toutes les fonctions de la vie animale, c'est, comme le dit le poète : « le doux réparateur de la nature épuisée, le baume appelé sommeil ».

La nuit est le temps le mieux approprié pour le sommeil, parce que au milieu du silence et du calme des heures nocturnes, le repos restaure mieux la vigueur affaiblie de notre système. Les personnes qui, pour obéir à la mode ou par goût, font de la nuit le jour et du jour la nuit, agissent au détriment présent et futur de l'intégrité de leur santé.

Le sommeil, pendant le jour, occasionne de la lourdeur de tête, donne un goût amer dans la bouche et un sentiment de malaise qui persiste jusqu'à l'approche de la nuit.

Excepté dans les contrées très chaudes, la sieste, après le repas de midi, est un luxe énervant, dont ceux qui recherchent réellement la santé et la longévité doivent s'abstenir avec soin, au moins tant qu'ils n'ont pas dépassé la maturité.

Il est admis que le sommeil répare la dépense de force corporelle et intellectuelle causée par le travail. Sa durée doit donc être proportionnée à l'activité déployée pendant la période de veille qui l'a précédé et à l'affaiblissement qui en a été le résultat. En conséquence, le temps que l'on doit consacrer au sommeil varie avec chaque individu, en raison de son âge, de son tempérament, de ses habitudes, de l'état général de sa santé, et de la somme plus ou moins grande de travail physique ou intellectuel dépensée chaque jour.

Dans la première enfance, l'activité incessante de la croissance et du développement de l'organisme qui se forme, exige une somme correspondante de réparation très forte, dans laquelle de fréquents intervalles consacrés au sommeil, entrent pour une large part. La plus grande partie des vingt-quatre heures dont se compose la journée d'un petit enfant, est consacrée au sommeil. Cette nécessité du sommeil, si impérative chez les tout jeunes enfants, devient de moins en moins impérieuse lorsqu'ils ont atteint l'âge de deux ou trois ans, jusqu'à ce qu'ils arrivent graduellement à ne plus dormir que la nuit. Il convient d'encourager cette tendance par tous les moyens, parce que les bienfaits du sommeil diurne sont plus que contrebalancés par le désavantage résultant de la privation d'exercice en plein air et à la lumière du soleil.

Dans la virilité, le temps que l'on doit consacrer au sommeil est plus facile à déterminer et doit être plus court que pendant l'enfance. Dans la vieillesse, la dépense de forces physiques ou intellectuelles est moins grande et le besoin d'un repos prolongé se fait moins sentir. Cependant, dans l'extrême vieillesse ou seconde enfance, le corps reprend souvent ses habitudes de la première enfance et les petits sommes fréquents.

Pendant la convalescence, à la suite de maladies aiguës, les malades doivent imiter les petits enfants et consacrer la plus grande partie de leur temps au sommeil, qui est un des moyens les plus efficaces pour rétablir les forces affaiblies par la maladie.

A part l'effet de la différence d'âge, nous n'avons pas tous besoin de la même quantité de sommeil, et il y a des nécessités individuelles qu'il est difficile d'expliquer. Il est au contraire des conditions particulières dont nous pouvons facilement donner la raison. Ainsi, nous comprenons aisément que les personnes nerveuses et impressionnables ont besoin de plus de sommeil que les personnes robustes et lymphatiques, par la raison très simple que les événements de la journée produisent sur le système nerveux des premières une impression, une fatigue beaucoup plus forte.

Les habitudes, qui exercent une influence si puissante sur presque toutes les fonctions du corps, peuvent avoir également une action très grande sur la durée du sommeil. N'oublions jamais cependant, que bien que nous puissions étouffer pour un temps les plaintes de notre corps, lorsqu'il manque de sommeil, nous ne pouvons pas empêcher qu'il souffre de cette privation.

Les personnes qui, par nécessité — comme les veilleurs de nuit — ou par goût, restent éveillées pendant la nuit, ne tardent pas à ne plus sentir, lorsque l'habitude est bien établie, la nécessité du sommeil nocturne. Mais en même temps, en général, leurs forces vont s'affaiblissant d'une façon continue et leur sang s'appauvrit.

En ce qui regarde l'influence du tempérament, on peut observer que la pléthore entretenue par un régime très abondant et très riche en nourriture animale, prédispose au sommeil, si le pouvoir digestif s'exerce avec vigueur. Les personnes de cette constitution passent fréquemment neuf ou dix heures sur vingt-quatre dans leur lit et affirment qu'elles ne sont pas reposées à moins.

D'un autre côté les petits hommes, chez lesquels le système nerveux prédomine, ont besoin généralement et comparativement de peu de sommeil, bien que pendant la veille, l'activité de leur système nerveux soit plus grande ; mais leur sommeil, en revanche, est très profond.

Les gens lymphatiques, lourds, sans passion, desquels on peut dire qu'ils vivent lentement, sont ordinairement de grands dormeurs. Cela tient surtout à la lourdeur de leurs sens qui les rend moins susceptibles d'être éveillés par les impressions externes de n'importe quelle nature.

La durée du sommeil, ainsi que je l'ai dit plus haut, dépend beaucoup aussi des habitudes, et contrairement à ce qu'on aurait pu supposer, les hommes qui ont déployé la plus haute activité mentale, dormaient exceptionnellement peu. Je citerai Frédéric le Grand, John Hunter le célèbre chirurgien anglais, et Napoléon premier qui, dit-on, n'avait besoin que de cinq heures de sommeil sur vingt-quatre. C'est une faculté très rare, et il est probable qu'un homme ordinaire ne pourrait pas mener une vie active avec une aussi faible somme de sommeil. On admet, en règle générale, qu'il faut de six à huit heures de sommeil, sur vingt-quatre, pour entretenir la santé et l'activité de notre organisme. Généralement, on peut passer quelques jours et quelques nuits sans dormir, sans compromettre sérieusement sa santé, mais toutes les veilles prolongées, quelle qu'en soit la cause, affaiblissent et finissent à la longue par miner et détruire la constitution la plus forte.

L'influence de l'habitude peut s'exercer aussi bien sur la prolongation que sur l'abréviation de la durée du sommeil. L'état cérébral produit par un excès de sommeil est très nuisible à l'exercice de nos facultés mentales de perception et d'action. On peut le considérer comme un désordre chronique des centres nerveux et il est souvent le résultat de l'affaiblissement, suite de la vieillesse. La force croissante de l'habitude, et l'indulgence que nous avons pour nous-mêmes, nous exposent souvent à être atteints prématurément de cet affaiblissement intellectuel, et c'est un danger contre lequel nous devons être soigneusement en garde, aussi bien que contre l'excès opposé, qui consiste à ne pas prendre assez de sommeil.

Ce serait une erreur de croire que le sommeil peut être mesuré uniquement par le temps de sa durée. Son intensité n'a pas moins d'importance. Un léger assoupissement, que le plus faible son suffit à interrompre, ne peut être aussi réparateur que le profond sommeil qui ne saurait être troublé que par un bruit extraordinaire. Il est du reste prouvé que, indépendamment de la diminution de durée qui en résulte, les interruptions soudaines et répétées dans le sommeil produisent un effet spécial particulier et fâcheux sur le cerveau.

Nous ne sommes pas encore parvenus à déterminer la différence exacte qui existe entre le sommeil et la veille; mais nous savons que le passage du premier au second de ces deux états doit être aussi graduel que l'action de s'endormir.

Règle générale, les mouvements du cœur sont accélérés, ou troublés de quelqu'autre façon par un brusque réveil, et l'on éprouve souvent, en ce cas, une certaine difficulté à recouvrer l'entier usage de ses facultés. Les pensées, les sensations, sont troublées comme lorsqu'on est saisi à l'improviste par un événement qui vous cause une surprise violente.

Les effets d'un manque habituel dans la quantité de sommeil qui nous est nécessaire, sont une sensation de souffrance et de prostration accompagnée souvent d'une grande agitation. Ces symptômes sont dus, soit à l'excitation morale qui chasse le sommeil des paupières, soit à un effort volontaire et persistant pour maintenir les facultés intellectuelles en activité continuelle. Ces accidents sont très fréquents dans la vie des industriels, des savants, des hommes d'affaires qui, dans leur ardent désir de se distinguer, ne s'accordent qu'une somme de repos insuffisante. Des migraines, des pesanteurs, des chaleurs, des battements des artères, et différentes autres sensations désagréables à la tête, viennent bientôt les avertir que le cerveau est surmené. Si l'on n'écoute pas ces avertissements, le sommeil que l'on combattait autrefois avec le plus grande difficulté devient bientôt plus difficile encore à obtenir. Un état général d'excitation fébrile succède aux premiers symptômes, et si l'on continue, en dépit de ces avertissements, à faire les mêmes efforts, il en résulte sûrement de terribles conséquences, sous forme de fièvre cérébrale, d'apoplexie, d'insanité, de perte partielle ou totale de la puissance intellectuelle.

Certaines personnes sont susceptibles de supporter un pareil effort plus longtemps que d'autres, mais ce serait une grave erreur de supposer que le résultat final ne soit pas aussi désastreux pour elles. Il y a plus, c'est que ces personnes, se berçant de l'illusion qu'elles ont une constitution « de cheval », et qu'elles peuvent tout supporter, prolongent fréquemment l'effort jusqu'au moment où une soudaine et complète prostration de leurs forces vient leur prouver le terrible et trop souvent irréparable dommage qu'elles ont causé, par leur imprudence, à leur constitution dont elles étaient si fières.

Maintenant que nous avons étudié le sommeil et quelques-unes des causes les plus communes qui le troublent, il nous reste à examiner par quels moyens on peut le favoriser. Une partie des choses qui contribuent à procurer un sommeil réparateur a été indiquée dans la première partie de ce chapitre. Par exemple, le fait que le sommeil est nécessaire pour réparer la perte de substances cérébrales et musculaires dépensées par le travail mental et physique auquel nous nous livrons habituellement, permet de tirer cette déduction nécessaire : qu'un exercice du corps et de l'esprit convenablement reglé est le remède le meilleur et le plus simple que l'on puisse employer contre l'insomnie. Nous pouvons en tirer cette conclusion rigoureuse, que, à moins de causes étrangères perturbatrices, la quantité de sommeil régulier et normal obtenue, est un excellent indice de la somme d'exercice mental et physique dont nous avons besoin pour nous maintenir dans les meilleures conditions possibles et conserver une santé parfaite. La plus petite variation, soit augmentation, soit diminution de notre activité musculaire ou intellectuelle, se traduit promptement par une augmentation ou une diminution de sommeil qui indique que notre corps et notre intelligence sont trop ou trop peu fatigués par le genre de vie que nous menons.

Il est très important, au point de vue hygiénique, d'éviter de faire un repas abondant peu de temps avant de se coucher.

Salomon a dit avec raison : «Le sommeil de l'homme laborieux est calme, qu'il ait mangé peu ou beaucoup ». Il est en effet démontré que l'état de l'estomac, qu'il soit vide ou plein, ne saurait influer sur le sommeil profond et délicieux que procure un exercice physique rude et continué longtemps.

Parmi les moyens les plus simples et les plus hygiéniques de se procurer le sommeil, je puis en citer un qui s'applique à un cas particulier. Si l'insomnie paraît due à une légère congestion, manifestée par un sentiment de chaleur à la tête, une compresse d'eau froide et de vinaigre appliquée sur le front et sur les tempes suffit souvent pour la dissiper, surtout si les autres parties du corps sont chaudes.

La chambre à coucher doit être bien ventilée et

posséder une fenêtre s'ouvrant par le haut. Sa température doit être tenue de 8 degrés et même, pour les personnes robustes, de 10 degrés centigrades au-dessous de celle des autres appartements où l'on se tient pendant le jour. Il faut cependant faire une exception pour les enfants et les malades, et spécialement pour ceux qui souffrent des poumons ou de la gorge.

Il est préférable de coucher sur un plan légèrement incliné, ou avec la tête modérément élevée, pas assez cependant pour fatiguer les muscles du cou, car on a remarqué que l'action irrégulière ou spasmodique de ces muscles a un effet réflexe et troublant sur le cerveau. Toute pression inutile sur l'épine dorsale doit-être évitée. En conséquence, il est préférable, pour les personnes qui ont des insomnies, de coucher sur un matelas élastique placé sur un lit de plume qui égalise la pression sans donner au corps une chaleur excessive.

Quelques personnes extrêmement délicates paraissent être influencées par leur position, relativement au courant magnétique. L'orientation du lit la plus favorable, est celle qui place la tête au nord et les pieds au sud.

La lumière a l'effet défavorable d'empêcher le sommeil ; il est donc bon de tenir la chambre dans l'obscurité la plus complète. Si, pour une raison ou pour une autre, on est forcé d'y conserver de la lumière, il faut veiller à ce qu'elle soit aussi faible que possible et à ce que les rayons lumineux ne viennent pas frapper la face du dormeur.

Tandis que des sons violents, inattendus, durs, empêchent de dormir, un fait très curieux a remarquer, c'est qu'un bruit sourd, monotone, tel que le bourdonnement des abeilles, le murmure éloigné de l'eau qui coule ou qui tombe, la voix sourde d'un lecteur, aident puissamment à dormir et peuvent être quelquefois employés pour combattre l'insomnie. Souvenez-vous que le plus grand ennemi du sommeil, c'est l'anxiété et les efforts excessifs que l'on fait pour se le procurer.

Bien que, en cas de maladies, l'emploi de l'alcool, du chloral et de l'opium ait souvent rendu les plus grands services, je ne saurais trop fortement engager mes lecteurs à éviter de se servir de ces agents, dont, j'ai de bonnes raisons de le croire, on fait trop fréquemment usage.

CHAPITRE XIV

LES FACULTÉS MENTALES. - MOYENS DE LES CONSERVER

Ainsi que l'a fait remarquer l'illustre docteur Mandsley, nous médecins, qui avons à nous occuper d'une façon pratique des pensées, des sentiments et de la conduite des hommes, et qui sommes forcés de traiter les facultés intellectuelles, non pas simplement comme une entité abstraite sur laquelle on peut raisonner, mais comme *une force de la nature* (ni plus ni moins que le pouvoir digestif, ou la vigueur musculaire), dont nous devons patiemment observer, diriger et parfois restreindre les opérations, nous sommes amenés à reconnaître que l'intégrité des fonctions mentales dépend entièrement de l'organisation du corps, et à constater l'unité parfaite du corps et de l'esprit.

Dans la constitution actuelle de notre société où les imbéciles, les idiots, les faibles d'esprit sont soignés par leurs proches, le manque d'intelligence est rarement par lui-même une cause de décès prématuré ; cependant, cette infirmité a des résultats assez souvent fâcheux, pour justifier l'introduction d'un chapitre sur les facultés mentales dans ce livre élémentaire, bien que ce sujet doive être traité plus complètement dans un autre livre de cette série.

L'hygiène mentale, qui a été divisée en plusieurs parties par différents auteurs, embrasse dans son ensemble tout ce qui a rapport au développement, à l'exercice, à la conservation de l'activité mentale chez les individus isolés et dans les sociétés, à l'éducation, à la culture sociale, à la religion, et à la vie civique des individus et des peuples.

Il est absolument certain que l'activité mentale, lorsqu'elle est systématiquement réglée et dirigée vers un but utile, est éminemment favorable à la santé et au développement du corps. L'irrésistible logique des faits nous enseigne — en dehors de toute adhésion au matérialisme — que nous obtiendrons un résultat bien plus avantageux pour le développement et la préservation de la puissance intellectuelle, si nous la considérons, à un point de vue simplement d'hygiène et d'éducation, comme une force réelle et susceptible, de même que celle qui réside dans nos muscles, d'être fortifiée par un exercice judicieux, épuisée temporairement ou affaiblie par la fatigue, ou même complètement brisée et détruite par un travail excessif ou trop prolongé.

En élevant les enfants, nous devons donc, dans le but de leur assurer un esprit sain dans un corps sain, mettre le même soin à fournir à leur cerveau, aussi bien qu'à leurs muscles, une nourriture abondante, un exercice judicieux, et un repos suffisant.

Le travail intellectuel, convenablement réglé, semble ordinairement conduire à la longévité. Un vieux proverbe dit : « Une des récompenses que donne la philosophie à ceux qui s'y consacrent, c'est la longévité ». Homère, Pythagore, Gallien et nombre d'anciens philosophes ont dépassé les quatre-vingts ans accordés à l'homme par le psalmiste inspiré; et les géants intellectuels qui ont illustré les premiers moments de la république américaine naissante, tels que Franklin, Jefferson et Adams, ont été favorisés d'une longévité extraordinaire.

Le travail intellectuel, pour être ainsi bienfaisant, doit être réglé avec le soin le plus scrupuleux, car il n'est rien de comparable à la folie de ces ministres du culte, de ces avocats, de ces médecins, de ces commerçants, de ces industriels, qui, au mépris de toutes les lois de l'hygiène, auxquelles cependant ils obéissent strictement, en tout ce qui concerne l'action de leurs muscles, agissent comme si leur cerveau était complètement indestructible et parfaitement capable de rester aussi longtemps et aussi constamment en travail que leurs fantaisies ou leurs nécessités l'exigent. Il n'est pas étonnant, dit le docteur Isaac Rey, une de nos autorités les plus compétentes en ces matières, que de telles habitudes aient amené, dans ces temps-ci, une recrudescence de maladies mentales inconnues jusqu'alors. Nous voyons des hommes dans la fleur de l'âge, en pleine activité, perdre subitement leur intelligence, par suite d'une attaque de paralysie ou de folie. Le peuple dit qu'ils sont usés, et ces faits se reproduisent avec une fréquence pleine d'enseignements pour quiconque veut prêter l'oreille à cette leçon.

Les attaques de paralysie, qui étaient autrefois comparativement rares et attribuées en grande partie à des prédispositions héréditaires, ou à l'abus des plaisirs sensuels, atteignent maintenant une foule de personnes dont les parents jouissaient d'un bon tempérament, qui, en apparence paraissent doués d'une excellente santé, et qui, depuis leur enfance, ont toujours été réguliers et tempérants dans leurs habitudes. Nous ne pouvions pas nous dispenser de faire connaître cette particularité de la constitution mentale à notre époque, qui se distingue de toutes les époques antérieures par la fréquence des affections cérébrales.

Si nous voulons arriver à une conclusion formelle et spécifier combien d'heures, sur les vingt-quatre qui composent la journée, on peut employer aux travaux intellectuels, il est important de déterminer à quelle époque de la vie l'intelligence de l'homme a acquis tout son développement. Des recherches qui ont été faites sur ce point, il paraît résulter que la période qui s'étend de la trentième année jusqu'à la quarante-cinquième est celle pendant laquelle le corps jouit de son maximun de vigueur et de pouvoir de résistance. C'est également pendant cette période, à en juger par la biographie des hommes d'étude, que l'intelligence jouit des mêmes attributs. A partir de l'âge de quarante-cinq ans, ou, dans certains cas, de cinquante ans, tout homme qui travaille intellectuellement doit, sans attendre les signes prémonitoires d'affaiblissement de son grand outil de production, diminuer systématiquement la somme de travail qu'il fait chaque jour.

La question délicate de savoir jusqu'à quel point un homme peut faire travailler son cerveau sans compromettre sa santé, et conséquemment sa force productrice, constitue un problème séparé, susceptible d'autant de solutions différentes qu'il y a d'individus. En effet, bien qu'il y ait des circonstances où il soit facile de dire que telle personne excède la limite de ses forces, il est impossible d'établir sur ce point une règle générale qui serait nécessairement trop forte pour les uns et trop faible pour les autres. Néanmoins, en nous efforçant de tenir compte, dans une juste proportion, de la différence que nous venons de signaler, nous croyons pouvoir poser en principe qu'il est peu d'individus, même dans la période où leur vigueur physique et mentale atteint son maximum, qui puissent consacrer plus de six heures par jour à un travail intellectuel exigeant une grande application, sans compromettre leur santé ; et encore, la prudence commande à beaucoup de personnes de ne pas y employer quotidiennement plus de cinq et même de quatre heures, excepté lorsqu'une circonstance exceptionnelle demande un effort passager.

Règle générale, il n'y a aucun avantage réel à consacrer dix ou douze heures par jour à l'étude pendant des mois ou seulement pendant plusieurs semaines, même en admettant que le cerveau n'en ressente aucune atteinte fâcheuse. En effet, la mémoire et le raisonnement, épuisés par la fatigue, s'assimilent, tout compte fait, une moins grande somme d'idées lorsqu'on leur impose injustement une charge trop lourde.

Un des exemples les plus lamentables de la punition qui peut suivre l'infraction volontaire à la loi « des six heures de travail » que nous avons formulée plus haut, est celui de Walter-Scott. Ce romancier, lorsqu'il était dans la vigueur de l'âge, avait coutume de dire que six heures par jour étaient tout le temps qu'il pouvait consacrer d'une manière profitable à ses merveilleuses compositions littéraires. Sur la fin de sa vie, le désir de surmonter ses embarras pécuniaires le poussa à excéder cette limite. Le résultat ne se fit pas attendre. Ses facultés mentales, épuisées par l'excessif labeur auquel il était entraîné à les soumettre, et sa haute intelligence, s'affaiblirent rapidement. Il passa les dernières années de sa vie dans une imbécillité incurable, et mourut dans cet état à un âge comparativement peu avancé.

Dans la poursuite des affaires qui tient l'esprit plus ou moins tendu pendant huit ou dix heures par jour, le travail est généralement coupé par des périodes de loisir, de telle sorte que les effets désastreux d'un constant effort mental peuvent être évités. Certains médecins éminents, certains administrateurs de chemins de fer ou de banques importantes, n'agissent pas avec sagesse et prudence. Ils se consacrent avec une telle ardeur aux études qu'ils poursuivent ou aux grosses affaires dont ils ont la direction, qu'ils emportent leurs dossiers jusque chez eux pour y travailler la nuit, au lieu de se contenter de les étudier le jour dans leurs offices ou dans leur cabinet. Aussi qu'arrive-t-il ? C'est qu'après quelques années de violation des inexorables lois de la nature, on les voit se retirer à la campagne ou faire un voyage en Europe, pour enrayer, si faire se peut, les effets d'un ramollissement du cerveau ou d'une attaque de paralysie.

La nature, en bonne mère, avertit charitablement quelquefois certains individus des accidents qui les menacent, mais c'est une faveur qu'elle n'accorde pas à tout le monde, et personne ne peut se dire avec sécurité, je négligerai les règles de l'hygiène en m'imposant un excès de travail, jusqu'au jour où je recevrai certainement un premier et léger avertissement auquel j'obéirai. La sommation d'avoir à renoncer à un excès de travail mental, est ordinairement donnée d'une façon plus rude.

Les hommes d'affaires qui ont la cruauté d'imposer à leur cerveau un excès de fatigue, finissent par trouver leurs occupations journalières bien plus désagréables qu'agréables. Les dernières heures de travail sont extrêmement fatigantes pour eux, et ce n'est que par un effort de volonté qu'ils arrivent à les accomplir.

Les derniers chiffres de la colonne, les dernières lignes leur paraissent interminables, et tout ce qui sort de la routine et demande une application d'esprit particulière, est rejeté par eux comme une tâche ardue et insupportable. On remarque en outre bientôt chez eux une susceptibilité exagérée pour les contrariétés les plus insignifiantes, résultat de l'instabilité qui accompagne toujours la faiblesse du système nerveux.

Parmi les symptômes prémonitoires, il faut aussi ranger l'affaiblissement de la mémoire qui se manifeste d'abord par une difficulté à se rappeler les noms, et qui va, si l'affaiblissement continue, jusqu'à oublier les lieux et les individus. Parfois, cette décadence de la mémoire prend la forme de la perte du souvenir, de la conscience d'un événement, ou d'une certaine série d'événements, comme si un feuillet était arraché du livre de la mémoire. Tout affaiblissement intermittent ou passager de notre puissance mentale, doit nous ouvrir les yeux sur le danger imminent qui nous menace et nous faire changer au plus vite nos habitudes d'intempérance intellectuelle.

Parmi les symptômes d'épuisement imminent des forces cérébrales, un des plus importants est assurément l'inaptitude au sommeil dont j'ai parlé plus haut. Quelquefois, cette veille morbide, comme on l'appelle, dure pendant toutes les heures de la nuit ; dans d'autres cas, un assoupissement léger, inquiet, interrompu, non réparateur, hanté par des songes qui reproduisent les inquiétudes, les tracas du jour, prend la place d'un repos indispensable. Lorsqu'un état de choses semblable a duré pendant un mois ou six semaines, on ne peut généralement fonder quelqu'espoir que sur un changement radical de résidence, d'habitudes, d'occupations et de genre de vie.

Rappelez-vous qu'il ne faut jamais attendre de tels avertissements pour cesser d'imposer à son cerveau une tâche trop lourde, car souvent ils font défaut ou n'arrivent que lorsque des accidents irréparables sont survenus. Dans la plupart des cas, celui qui a transgressé les lois de l'hygiène reçoit en même temps son premier avertissement et son châtiment sous forme d'une attaque d'apoplexie, de paralysie, d'insanité ou de ramollissement du cerveau.

« Vivre vite » est une expression que beaucoup de gens emploient communément, sans se rendre compte qu'elle renferme une vérité bien cruelle au regard de la vie intellectuelle comme de la vie physique. Un homme est souvent libre de dépenser son capital de vie en cinquante ans, et souvent il agit ainsi, tandis qu'avec du soin et des ménagements il aurait pu le faire durer quatre-vingts ou quatre-vingt-dix ans. Nous avons souvent le choix, au début de la vie, mais il faut nous hâter, les jours passent vite et nous devons choisir rapidement le sentier que nous voulons suivre, en nous rappelant que l'expérience a démontré qu'on ne peut pas à la fois, vivre vite et longtemps.

CHAPITRE XV

LES PARASITES, NOS ENNEMIS. — LES MOYENS DE LEUR ÉCHAPPER.

La catégorie très nombreuse et très importante des maladies dues à l'invasion dans notre corps de parasites visibles et aisément reconnaissables, tels que la trichine, insecte qui se trouve dans la viande de porc, peut être aisément et complètement évitée par quelques précautions très faciles à prendre. Je puis et j'espère préserver mes lecteurs d'une foule de souffrances et de maladies, en leur exposant quelques règles, au moyen desquelles ils pourront se protéger contre ces minuscules et dangereux ennemis de l'humanité.

Parmi ces ennemis, la *trichina spiralis*, parasite du porc, mérite d'être mentionnée la première, parce qu'elle possède, plus que tout autre, le pouvoir de nuire à la famille humaine. Malgré tous les remèdes qu'on a préconisés contre la maladie qu'elle engendre chez l'homme, cette maladie a, dans un grand nombre de cas, une issue fatale, et ceux mêmes qui en guérissent n'en sont délivrés qu'après des semaines et quelquefois des mois de souffrances.

L'histoire de nos découvertes modernes, en ce qui regarde la trichine, est un excellent exemple des immenses bienfaits qui ont résulté pour l'humanité, des recherches microscopiques.

Avant les investigations du docteur Zenker, de Dresde, en 1860, les cas de maladies trichineuses étaient considérés comme des formes inusitées de fièvres typhoïdes ou de rhumatismes inflammatoires ; ou bien, si elles coïncidaient, ainsi que cela arrivait quelquefois lorsqu'elles sévissaient sur toute une famille, avec cette circonstance que les malades avaient mangé du porc, on les attribuait à quelque poison spécial provenant de la décomposition de cette viande. Le microscopiste de Dresde découvrit que les symptômes douloureux et la terrible mortalité occasionnés par cette mystérieuse maladie, étaient dus à l'infection des patients par des germes de trichine, apportés dans les intestins des malheureux par la viande d'un porc malade qu'ils avaient mangée, et qui de là se frayaient un chemin à travers les muscles, dans toutes les parties du corps.

L'irritation causée par les millions de petites déchirures qu'ils produisent dans notre organisme, occasionnent les douleurs et les décès si communs dans cette maladie. Le nombre de ces parasites est effrayant. Il en est d'eux comme de beaucoup d'autres qui vivent à nos dépens. La nature semble, pour compenser leur excessive petitesse, les avoir doués d'une fécondité prodigieuse qui les rend terribles. On a constaté que deux centimètres et demi carrés de viande de porc pouvaient contenir environ cent mille trichines. Le docteur Thudicum a calculé qu'il y avait environ vingt-huit millions de jeunes trichines dans les muscles d'un patient qu'il eut à examiner.

La maladie de la trichine se manifeste généralement au début, par des vomissements violents, de la diarrhée, accompagnés de douleurs vives dans les membres, les reins et la tête, et une fièvre violente. Il est difficile, au premier abord, de la distinguer d'un empoisonnement aigu ou parfois d'une fièvre typhoïde, mais, au bout du septième ou du huitième jour, un gonflement aqueux des sourcils et de la racine du nez apparaît et indique la nature réelle de la maladie.

Le ver de la trichine est très difficile à tuer, l'action de saler ou de fumer la viande de porc n'a pas d'influence sur sa santé. Tout porc doit donc être minutieusement examiné au microscope avant d'être mis en vente. En second lieu, et comme surcroît de précaution, on ne doit pas manger de viande de porc qui ne soit pas cuite de part en part. Le plus petit fragment de l'intérieur d'un jambon qui n'a pas été suffisamment atteint par l'eau en ébullition, peut conserver quelques trichines vivantes et les introduire dans l'estomac de la personne qui les mange et qui sera exposée ainsi à cette maladie toujours cruelle et souvent fatale.

La trichine se trouve principalement dans le porc, mais on la rencontre également dans la chair du lapin, du chat, du rat et de la souris.

Le ver solitaire est un autre parasite qui se loge assez fréquemment dans l'estomac de l'homme et donne naissance a des accidents sérieux, dangereux et quelquefois même mortels. C'est une histoire bien merveilleuse, l'espace me manque pour la raconter ici, que celle des migrations du tœnia, du bœuf dans le porc, du porc dans le mouton, et de l'un de ces animaux dans le corps de l'homme, qui mange du bœuf, du porc ou du mouton cru ou insuffisamment cuit. Suivant Pappenheim, le passage de la viande, de la couleur rouge à la couleur brune qui est due à une altération des corpuscules du sang par la chaleur, a lieu à une température d'environ soixante-cinq degrés centigrades; au-dessous de ce degré, il n'est pas certain que les œufs de tœnia et les jeunes vers soient tués. Souvent aussi, le tœnia s'introduit dans notre organisme avec la salade, le céleri, les concombres, ou n'importe quel autre légume cru ou n'ayant pas subi un lavage préliminaire suffisant.

La gale, qu'on appelait autrefois la démangeaison de sept ans, parce qu'avant que le microscope nous eut révélé qu'elle est produite par le tout petit acarus de la gale, elle était extrêmement difficile à guérir; la gale est encore actuellement un parasite très répandu et qu'une personne saine peut aisément attraper par le contact d'une personne malade, spécialement la nuit. J'ai connu un cas où toute une famille a été infectée par une nourrice au mois qui avait la gale à la base des doigts, sur le dos de la main. Aussi, est-il sage de regarder avec soin aux mains des étrangers, avant de les leur serrer, où à celles des nourrices, avant de leur confier nos enfants, pour voir si nous ne découvrons pas des petits boutons enflammés, aux places que je viens d'indiquer plus haut. En effet, une seule femelle de ce genre d'insectes, à peine grosse comme un grain de sable à poudrer l'écriture, introduite sous la peau, y dépose ses œufs et y produit, en quelques semaines, une famille de plusieurs milliers d'individus qui étendent rapidement leur territoire et dévastent leurs nouveaux domaines, jusqu'à ce qu'ils soient contrariés par un traitement médical.

Le plus commun et le moins dangereux de nos parasites est le ver intestinal qu'on rencontre souvent chez les enfants et quelquefois chez les hommes adultes. Parfois ces habitants internes de notre corps provoquent des accidents nerveux assez graves; mais, en général, ils sont beaucoup moins dangereux que les gens timides ne l'imaginent. Aussi, parfois faut-il repousser avec force l'usage des vermifuges irritants, qui sont plus pernicieux que le mal qu'ils sont destinés à combattre.

Les parasites végétaux qui, d'après les expériences les plus récentes, peuvent affecter le corps humain, appartiennent à la classe des champignons, des moisissures, qui donnent naissance à la teigne, à l'impétigo, aux démangeaisons de la barbe, etc. Les semences ou les spores de ces maladies peuvent être transmises d'un individu malade à une personne en bonne santé, par un chapeau, un bonnet, des gants ou d'autres vêtements, ou encore par les rasoirs, les brosses, les peignes ou d'autres objets dont se sont servis les malades. Un de mes enfants, un jour, eut subitement quelques petites plaques de Favus sur la peau, qui, sans le moindre doute, provenaient de l'introduction de germes, invisibles à l'œil nu, recueillis par lui en appuyant ses joues dans une voiture contre l'encadrement d'une portière où un autre enfant, atteint de cette maladie, avait frotté ses cheveux et laissé quelques spores de fungus. Par bonheur, je pus reconnaître, à l'aide d'un microscope, la nature de l'éruption à son début. J'empoisonnai le germe parasitique avec du sublimé corrosif et j'arrêtai court le développement de cette maladie répugnante et désagréable.

Les précautions prises habituellement pour se préserver de la gale des barbiers et qui consistent à avoir son rasoir, sa savonnette et son blaireau particuliers, sont insuffisantes. Les semences ou les spores sont tellement minuscules que cinquante ou cent de ces germes peuvent aisément être communiqués à un client par le cuir sur lequel on repasse les rasoirs, par la serviette qu'on lui noue autour du cou, ou même par les mains du barbier lui-même. Un cas très instructif, et qui contient un double enseignement pour les jeunes femmes qui me lisent, est celui de ce gentleman de la nouvelle Angleterre qui était atteint aux lèvres de cette répugnante maladie, pour s'être fait raser chez un barbier malpropre. Deux semaines après, une dame, près de laquelle il était très attentif, vint chez son médecin pour se faire soigner à son tour, car, bien qu'elle n'eût pas besoin de se faire raser, elle avait, chose incroyable, la même maladie sur les joues !

Les enfants attrapent souvent l'impétigo sur la face ou les mains, en jouant avec des chats ou des petits chiens chez lesquels le fungus qui produit cette maladie est très commun et se manifeste souvent chez l'animal par des places chauves sur la peau des reins, de la tête ou des pattes. Les chevaux et les poneys deviennent quelquefois, de la même façon, une source de contagion. On ne saurait donc éviter avec trop de soin de se mettre en contact avec un animal malade, quelle que soit son espèce.

CHAPITRE XVI

LA VIEILLESSE. — LES MOYENS DE L'ATTEINDRE

Ce petit livre ne saurait être plus convenablement terminé que par quelques courtes considérations sur les conséquences qu'entraîne la vieillesse, et sur les méthodes recommandées par la science sanitaire pour la rendre aussi supportable que possible.

Les penseurs de tous les âges ont été profondement étonnés de ce que l'approche de la mort a toujours été un objet de terreur aussi profonde pour les vieillards que pour les adultes ou les enfants. L'expérience nous montre chaque jour que tel est le sentiment général de l'humanité. La plus grande majorité de l'espèce humaine a, sur ce point, les mêmes vues que certaine dame française aussi spirituelle qu'âgée, qui ayant fait, un certain jour, appeler son médecin, lui récitait le catalogue de ses infirmités. « Que voulez-vous que j'y fasse, — répondit le docteur, — je ne puis cependant pas vous rendre votre jeunesse! » — « Je le sais, répondit-elle, je vous demande seulement de m'aider à devenir encore plus vieille. »

C'est dans le but d'être utile à ceux de mes lecteurs qui déjà vieux, ne sont pas fatigués de la vie, et désirent vieillir davantage et confortablement pendant plusieurs années encore, ne fut-ce que pour voir ce que l'année 1900 fera pour l'art, la science et l'humanité, que je vais jeter un coup d'œil rapide sur les symptômes d'affaiblissement des organes, dans l'ordre où ils se produisent généralement, et indiquer, d'une façon concise, les moyens de diminuer leur action fâcheuse sur notre vitalité, et les troubles qu'ils apportent dans notre santé.

Un des premiers symptômes d'affaiblissement, c'est la perte ou la détérioration des dents, qui occasionne des troubles sérieux dans la digestion, en raison du défaut de mastication et de trituration des aliments qui en est la conséquence. La mastication complète de la partie solide de nos aliments, et leur mélange avec la salive sont les préliminaires indispensables de leur transformation chimique dans l'estomac et dans les intestins, d'où dépend, en grande partie, notre vigueur. Il est donc extrêmement utile, lorsqu'on le peut, d'avoir recours au talent, à l'habileté déployés à un si haut degré par les praticiens qui, dans l'exercice de la médecine, se sont livrés à la spécialité dentaire et qui, presque toujours, peuvent nous conserver pendant des années encore l'usage de nos dents cariées, et finalement savent y substituer des incisives et des molaires artificielles qui remplissent l'office de suppléantes avec un merveilleux succès.

Lorsque — cela arrive quelquefois — l'art du dentiste est impuissant à remplir le but proposé, il faut que le vieillard ait le plus grand soin de n'introduire dans sa bouche, les aliments solides, qu'après les avoir coupés et divisés en morceaux très menus. Puis, qu'il s'agisse d'aliments solides et divisés artificiellement, comme je viens de l'indiquer, ou d'aliments mous, tels que le riz bouilli ou des roties trempées dans du lait, ou bien encore d'aliments liquides comme un potage à l'extrait de viande, il ne faut pas qu'il les avale immédiatement, mais qu'il ait soin de les imprégner préalablement de salive en les remuant dans sa bouche, pendant autant de temps environ que si ses dents remplissaient encore leur service et accomplissaient une mastication parfaite.

Une autre modification importante qui se produit souvent avec les années, c'est une production exagérée de graisse qui malheureusement a lieu souvent à un moment où l'affaiblissement du pouvoir musculaire et la corpulence, empêchent de prendre la quantité d'exercice nécessaire au maintien de la santé. Cette tendance peut être combattue par un régime sévère, et souvent cette influence défavorable a pour résultat profitable de nous faire observer strictement les règles indiquées par l'expérience pour éviter l'obésité. La dégénérescence calcaire ou crayeuse des artères qui est encore un mode commun et sérieux de déclin dans la vieillesse, est souvent due à des erreurs de régime.

L'affaiblissement du pouvoir musculaire résultat direct du défaut de nutrition de nos muscles et de leur atrophie, et qui se traduit par la débilité et le tremblement des membres des vieillards, est encore un des indices communs de la déclivité de la vie. Bien qu'il soit douloureux de voir l'athlète dépouillé de la force qui longtemps avait fait son orgueil, cet affaiblissement n'a qu'un effet direct très infime sur la longévite, tant qu'il ne se manifeste que sur les muscles soumis à la volonté. Mais si malheureusement ce dépérissement du tissu et, par suite, du pouvoir musculaire, se produit dans les muscles sur lesquels notre volonté n'a pas d'action, tels que ceux qui agissent dans les mouvements du cœur, ou dans ceux à demi soumis à notre volonté et qui dilatent la poitrine pour permettre le jeu de nos poumons ; il en résulte que les fonctions vitales si importantes, la circulation et la respiration, ne s'exerçent plus que d'une manière imparfaite.

S'il nous est impossible d'examiner notre cœur et de constater, chez chaque individu, si ce dépérissement de cet organe a commencé, nous avons cependant certains indices qui font reconnaître sûrement que l'affaiblissement existe à un certain degré. C'est la difficulté de plus en plus grande que l'on éprouve à respirer, lorsqu'on veut courir, gravir une montagne, ou simplement un escalier un peu haut, et qui est commune chez les personnes qui ont dépassé soixante ans, et générale chez ceux qui ont atteint leur soixante-dixième année.

Un autre résultat de l'affaiblissement de l'action du cœur et des artères revêtues d'une enveloppe musculaire, est le froid aux mains, aux pieds et aux membres, dû à la lenteur et à l'imperfection de la circulation du sang qui coule paresseusement dans les vaisseaux, formant un contraste frappant et pénible avec les vigoureuses pulsations de la jeunesse. Cette torpeur du courant vital, refroidit les extrémités des personnes âgées, en dépit des vêtements dont elles les couvrent. Les étoffes les plus lourdes ne peuvent les réchauffer. La chaleur artificielle doit alors être nécessairement employée. Dans les temps très froids, les personnes âgées, chez lesquelles ces symptômes sont très marqués, doivent rester au logis et dans des pièces d'une température convenablement réglée. Beaucoup de personnes meurent à soixante ou soixante dix ans d'une bronchite, d'une fièvre pulmonaire, d'une inflammation des membranes du cœur, pour avoir négligé, par ignorance ou incurie, de prendre contre le froid les précautions minutieuses indispensables à cet âge.

Un autre effet dangereux de l'affaiblisement musculaire — ou atrophie sénile, comme l'appellent les médecins — et qui caractérise la vieillesse, est le ralentissement du mouvement naturel vermiculaire des intestins, accompli par des millions de petits muscles indépendants de notre volonté, qui, durant toute la vie, poussent le produit de la digestion des aliments à travers le canal alimentaire. Vers l'âge de cinquante ou soixante ans, ces muscles perdent une partie de leur vigueur, il en résulte alors ces constipations si communes, si gênantes et si dangereuses à un âge avancé.

La conduite à tenir, en présence de l'affaiblissement musculaire des différents organes dont les muscles perdent leur vigueur, est aussi simple en théorie que difficile, pour certaines personnes, à mettre en pratique. Un individu, à qui pareille chose arrive, est exactement dans la situation d'un homme riche, dont la fortune aurait été réduite par la rigueur des temps et qui se trouverait placé dans cette alternative, ou de diminuer ses dépenses ou d'entamer son capital. Si le vieillard de soixante-dix ans, dont la ration ou la rente de puissance musculaire a été réduite par « la rigueur des temps » à la moitié de ce qu'elle était pendant la première partie de sa vie, peut se décider à vivre dans les bornes de cette puissance vitale diminuée, son existence pourra généralement être prolongée d'une période additionnelle considérable. Mais si, au contraire, il veut persister à accomplir les actes d'agilité, de force, de résistance et *de digestion* dont il était fier dans sa jeunesse et dans la plénitude de sa virilité, il dépense rapidement le stock de vigueur, de puissance de vitalité qui lui reste, et qui, bien ménagé, aurait pu durer vingt ans peut-être. Il en résulte un rapide épuisement de son existence et une mort prochaine.

Je ne saurais répéter avec trop de force les avis que j'ai donnés plus haut, au sujet de l'usage des aliments laxatifs, des lavements et des purgatifs doux, dans la constipation, ni trop insister sur leur importance tout à fait particulière, pour éviter, chez les vieillards, la torpeur des intestins. Les congestions, les affections secondaires du foie, les saignements de nez, le vertige et même l'apoplexie, à la suite des efforts que les vieillards sont obligés de faire sur la chaise percée, sont quelques-unes des punitions terribles infligées par la nature à ceux qui ont négligé ces précautions indispensables.

Quelquefois, concurremment avec cet affaiblissement de la puissance musculaire qui survient dans la vieillesse, quelque peu avant ou quelque peu après, on remarque une détérioration dans la substance cérébrale, ou dans le système nerveux, qui se manifeste par la perte de l'intelligence, accompagnée d'un changement dans le caractère et la manière d'être.

Ces altérations sont lentes, elles procèdent souvent d'une manière insidieuse, se développent presque imperceptiblement et échappent même à l'attention de ceux qui en sont atteints, par cette raison fort simple qu'elles affectent l'organe même de la perception externe. Très souvent elles sont visibles distinctement pour un observateur attentif, avant que les personnes qui entourent le sujet reconnaissent cet état d'affaiblissement mental, de radotage.

Il est certain que, dans ce cas, la vie et la vigueur intellectuelle peuvent être souvent prolongées par un changement judicieux d'occupations et de manière de vivre, particulièrement par un voyage à l'étranger. L'affaiblissement marqué de la mémoire, la perte de la faculté de raisonner ou de l'aptitude à une application mentale suivie, sont les symptômes qui avertissent les personnes âgées de l'approche de l'anéantissement de leur intelligence, qu'ils peuvent, en employant les moyens que j'indique, éviter, ou tout au moins retarder de beaucoup.

Lorsqu'on néglige de faire attention à ces avertissements qui signalent l'approche du danger, ainsi que cela arrive dans la majorité des cas, le moment où on aurait pu en tirer profit est bien vite passé, et une intelligence, jadis peut-être puissante, se trouve ruinée, brisée, anéantie. La vie, pour les malheureux ainsi frappés, n'est plus qu'un lourd fardeau et ils sont à charge, non seulement à eux-mêmes, mais aux parents et aux amis anxieux qui les entourent.

TABLE DES MATIÈRES

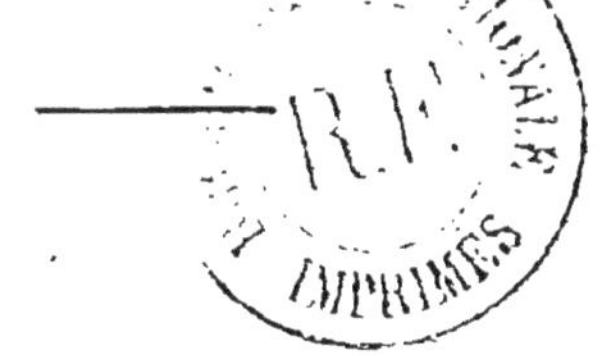

CHAPITRE PREMIER

Considérations préliminaires.

CHAPITRE II

Des causes de maladies et des moyens de les éviter.

CHAPITRE III

De la chaleur et du froid considérés comme causes de maladies.

CHAPITRE IV

La contagion et les moyens de s'en préserver.

CHAPITRE V

Les vêtements; leur mode d'emploi.

CHAPITRE VI

L'air pur et la respiration.

CHAPITRE VII

L'eau pure et les moyens de l'obtenir.

CHAPITRE VIII

Les bains et comment il faut en user.

CHAPITRE IX

La maison; ce qu'elle doit être.

CHAPITRE X

La nourriture et la digestion.

CHAPITRE XI

Les impuretés dans les aliments et dans la boisson; moyens de les découvrir.

CHAPITRE XII

L'exercice.

CHAPITRE XIII

Le sommeil.

CHAPITRE XIV

La puissance intellectuelle et les moyens de la conserver.

CHAPITRE XV

Nos ennemis parasites et les moyens de leur échapper.

CHAPITRE XVI

La vieillesse; le moyen de l'atteindre.

EVREUX, IMPRIMERIE DE CHARLES HÉRISSEY.

ÉVREUX, IMPRIMERIE DE CHARLES HÉRISSEY

www.ingramcontent.com/pod-product-compliance
Ingram Content Group UK Ltd.
Pitfield, Milton Keynes, MK11 3LW, UK
UKHW020124200726
13856UKWH00002B/717

9 782012 459359